感謝你購買這本書

本書能完成要感謝眾多師長及前輩們的指導

以及親友們的支持與鼓勵

希望本書能讓大家對焦慮症、恐慌症、恐懼症

創傷後壓力疾患、強迫症和慮病症有更多認識

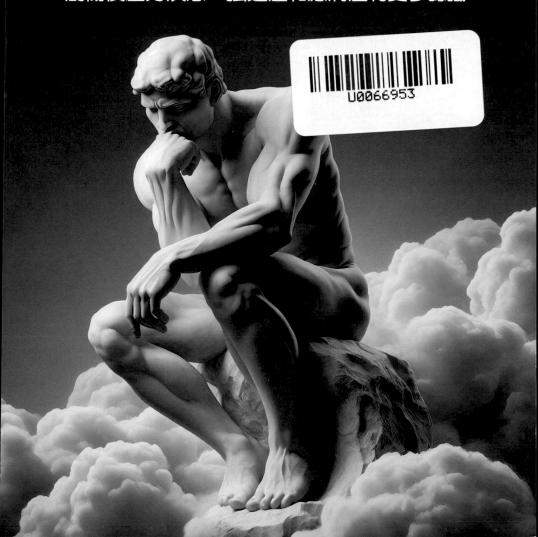

U0066953

目　錄

第 02 章 創傷後壓力症候群

第 03 章 恐慌症

第 04 章 恐懼症

第 07 章 消除焦慮自己來

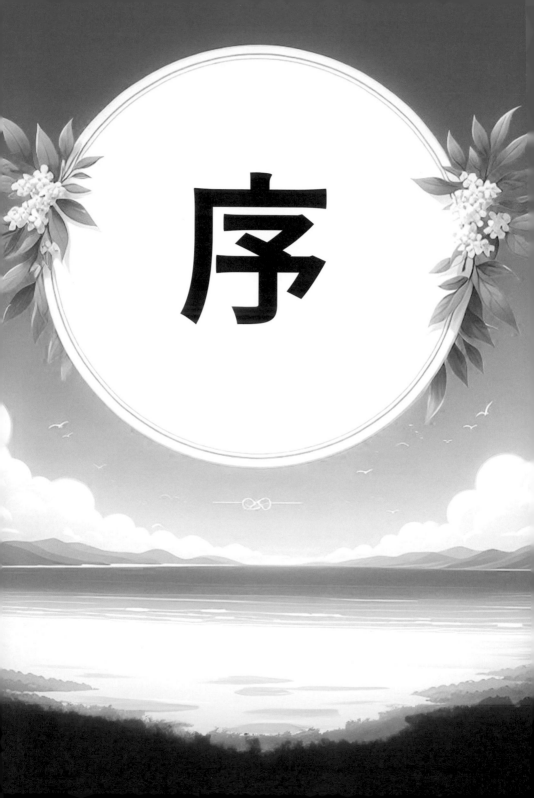

推薦序 - 黃榮村
善良熱情的醫師才子

隨著社會變遷，人們的生活壓力與日俱增，罹患焦慮疾患的民眾也越來越多，過去民眾少有機會學習這方面的醫學知識，現在很高興能看到這本書問世。

子堯對於創作始終充滿鬥志和熱情，這些年來他的努力獲得各界肯定，像是榮獲文化部藝術新秀、文創之星競賽全國最佳人氣獎、文化部漫畫最高榮譽「金漫獎」首獎、還被日本譽為是「台灣版的怪醫黑傑克」等，相當厲害。他不斷創下紀錄、超越過去的自己，並於 2016 年當選「台灣十大傑出青年」，身為他的大學校長，我與有榮焉。

子堯是本校畢業的學生，同時也是該屆醫學系模範生，在校時就表現優異，其行醫之餘仍筆耕不輟，撰寫了這本《不焦不慮好自在：和醫師一起改善焦慮症》，書中不僅對於焦慮相關疾患作了專業說明，內容豐富多元。

希望本書能讓民眾了解焦慮疾患的相關知識，也知道如何改善症狀與尋求專業協助，也希望子堯未來能繼續為我們創作出更多精彩作品。

考試院院長
前教育部部長　　黃榮村
前中國醫藥大學校長

推薦序 - 陳快樂
才華洋溢的熱血醫師

　　過去我在擔任衛生署桃園療養院院長時，林子堯醫師是我們的住院醫師，身為林醫師的院長，我相當以他為傲。林醫師個性善良敦厚、為人積極努力且才華洋溢，被他照顧過的病人都對他讚譽有加，他讓人感到溫暖。林醫師行醫之餘仍繫心於醫界與台灣社會，利用工作之餘的有限時間不斷創作，迄今已經出版了多本精神醫學衛教書籍和漫畫。

　　追求身心健康是人類共同的夢想，近年來健康的定義，已經由過去狹隘的生理健康，發展至今「身、心、社、靈」的全方位定義。其中精神醫學領域部份，這幾年來更是發展迅速、日新月異，相關書籍及研究，近年來也不斷推陳出新。

　　在這資訊爆炸的年代，如何有效率的汲取知識是相當重要的。林醫師擔任本院醫師期間表現優異，其於公務繁忙之餘，利用空暇時間，將臨床經驗與醫學知識統整成冊，內容精簡扼要、深入淺出，無疑為精神醫學領域多敞開了一扇大門、多立了一座燈塔，點亮更多的知識之光。

前心理及口腔健康司司長
前衛生署桃園療養院院長　　陳快樂

自 序

　　人類文明發展迅速，物質生活一日千里，但卻容易忽略精神健康的品質。近年來許多民眾受焦慮疾患所苦，但由於不了解相關資訊，導致民眾常難以啟齒或羞於就醫，讓生活品質受到嚴重影響，因此了解焦慮疾患是重要的健康課題。

　　焦慮疾患是身心疾患中最常見的疾病。古人的「杞人憂天」和「人生不滿百、常懷千年憂」，都是焦慮的一種表現。但其實焦慮是人類與生俱來的情緒之一，對部分事物焦慮是正常的現象，但如果對於小事情總是放不下心，儘管再三確認仍無法釋懷，導致自己心理感受到極大痛苦，甚至影響到人際關係或生活，那要小心可能已經罹患焦慮疾患。

　　有的人認為焦慮疾患比起精神分裂症或躁鬱症等疾病還來得「輕」，我認為這說法有待商榷，因為焦慮疾患個案發病時，通常處於意識清醒的狀態，因此患者往往會清楚地記得這些痛苦與不適。因此有患者說過他的感受是：「得到焦慮症或許不會死，但會讓你生不如死！」所以對於焦慮疾患絕對不能輕忽。

　　本書若有可取之處，要感謝師長及前輩們的指導。內容如有缺失則是自己才疏學淺所致，也感謝各位親友一路以來的支持。

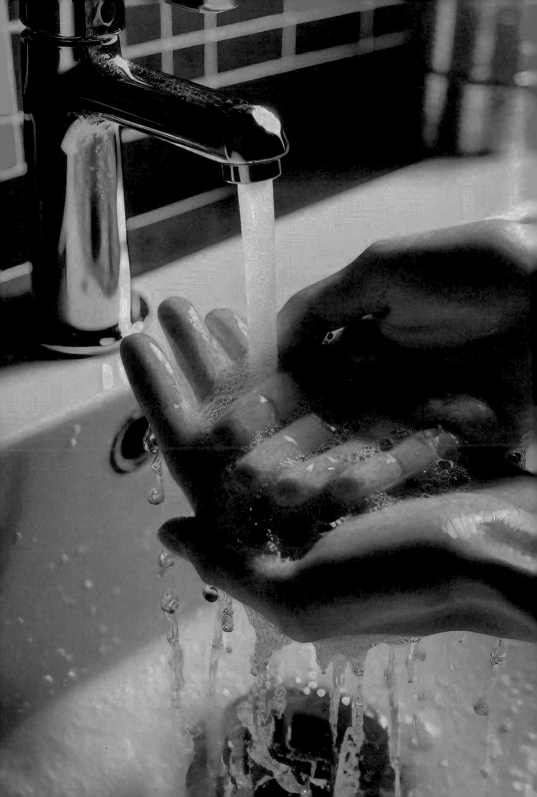

強 迫 症

前言

　　一般人提到強迫症，腦海中就會聯想到一位焦躁無助、不斷洗手的年輕人，儘管洗到手都破皮了，依舊無法控制自己。

　　罹患強迫症的病患，心裡常伴隨著強烈的羞恥感與挫折感，除此之外，也會耗費大量時間做無意義的事情，進而影響到日常生活、學業、職場及人際關係，甚至也有病患因不堪其擾，最後選擇結束生命。

　　強迫症 (Obsessive-compulsive disorder，簡稱 OCD)，原屬於焦慮疾患的一類，但後來美國心理精神協會 (American Psychiatric Association，簡稱 APA) 出版的《DSM-5(精神疾病診斷與統計手冊第五版)》中，將強迫症獨立出來成一類「強迫症及相關疾患」。實際臨床上強迫症時常與焦慮疾患共病，因此本書會一起討論與介紹。

故事分享

　　小柔是一個單純善良的女孩子，上一段的感情卻慘遭男友背叛。那是一個約好一起去看電影的晚上，她撥打了幾通手機沒人接後，下一通電話卻聽到了男女激烈的喘息聲。雖然事後男友不斷解釋，是因為喝醉酒不小心等，小柔依舊無法諒解，最後也因此跟男友分手。

　　小柔之後若有新的戀情，每當新男友沒有接到自己的電話時，小柔的情緒就會自動導航到焦慮、冰冷以及害怕的深淵。她會無法控制地不斷撥手機，檢查每一個可以聯繫到新男友的管道，包括了公司、家人、好友，每一通電話都會打遍，直到找到新男友為止。

　　就像一個家裡曾經發生火災的人，出門前會不斷重複去檢查瓦斯有沒有關。小柔被騙怕了，就像一個受害者。

流行病學

強迫症的終生盛行率^註約 2~3%，但有學者認為強迫症的病患數是被低估的，因為病患通常都會隱瞞病情而不立刻尋求治療，直到病情相當嚴重後，不得已才就醫。

[年齡]

強迫症一般平均發病年齡是 20 歲，男性平均約 19 歲，女性平均約 22 歲。大約有 2/3 的病患在 25 歲前發病，少於 15% 的病患在 35 歲後才發病。早發型的強迫症常與抽動疾患 (Tic disorder)^註有相關性。

[性別]

男性發病年齡較女性稍早。在青少年時期，男性的比例略高於女性，但是隨著年紀增長，這現象慢慢減少，最後至成年時，男性與女性罹患強迫症的比例相當。

女性懷孕時及停經後，罹患強迫症的風險會上升。

【註】：在流行病學中，「點盛行率 (Point prevalence)」指的是某時間點上，所有人口中有多少人罹病。而「終生盛行率 (Lifetime prevalence」是指某時間點上，所有人口中有多少人一生中曾經罹患該疾病。

【註】：抽動疾患患者常會有不自主且突發性的動作或發聲，著名的妥瑞氏症 (Tourette's syndrome) 就是其中一種。

強迫症的症狀

　　罹患強迫症的症狀主要包括了「強迫性思考」與「強迫性行為」，75% 以上的強迫症患者同時擁有這兩種症狀。症狀可以從輕微到嚴重，輕微時會影響心情或造成生活不便，嚴重時則影響工作表現或學業成績，甚至可以毀了一個人的一生。

[強迫性思考]

　　個案常會陷入一種令人感到焦慮或沮喪的意念，這些想法沒有道理或沒有邏輯性可言，而且也很突兀，但個案就是無法停止想它，彷彿這些意念闖入自己腦海中，卻又揮之不去。但個案知道這些想法是自己所想的，並非是被人控制或外界植入。常見的強迫性思考包括以下幾種：

1. 突發性的強烈攻擊意念。
2. 突發性的性衝動。
3. 強烈害怕被汙染或骯髒，包括了害怕疾病、被泥土污染等。
4. 強烈害怕某人遭受傷害。

　　強迫症病人心中常會有自己不想要的重複意念、影像或衝動。譬如持續害怕自己或心愛的人會受到傷害，或者認為自己得到可怕疾病的不合理想法。常見的想法如：「我的手好髒，我必須去洗手！」、「我可能沒關瓦斯！」或「我可能會傷害我的小孩！」。這些不愉快且又不斷冒出的想法，會讓個案感到相當的焦慮。

[強迫性行為]

　　通常強迫性行為的產生，是為了暫時抵消強迫性思考所造成的焦慮，但也因此不斷強化執行強迫性行為。短期來看，強迫性行為雖然會暫時降低患者焦慮，但是長期來看，造成的不良影響是更大的。常見症狀如下：

1.　反覆清洗，比方說反覆洗手或洗澡。

2.　反覆檢查，比方說反覆檢查門窗或瓦斯是否關緊。

3.　反覆數數字，比方說心中不斷倒數 5、4、3、2、1。

4.　事物排列整齊，比方說桌面上的東西一定要排列成某種形狀或陣列。

5.　不斷重複特定行為，如不斷問同樣的問題。

[症狀機率排序]

綜合思考以及行為的症狀，依出現機率高低來排序的話，分別是：

1. 污染：

污染 (Contamination) 是最常見的強迫性思考，患者常會感到容易被弄髒或汙染，因此不斷以洗手來試圖緩解心中焦慮，洗手則是伴隨出現的強迫性行為，個案常會因此避免去碰觸認為是骯髒的物體或場所，也會頻繁的洗澡或清潔。

2. 病態性疑慮：

病態性疑慮 (Pathological doubt) 是第二常見的強迫性思考，個案常會擔心瓦斯或門窗沒關，因此常會伴隨不斷檢查門窗或瓦斯的強迫性行為。此外，這類患者常伴隨著強烈的罪惡感，深怕不這麼做的話，可能會導致自己或家人會遭逢某種不幸或災難。(如想到瓦斯如果沒關，可能會導致瓦斯漏氣進而造成爆炸。)

3. 闖入型意念：

闖入型意念 (Intrusive thought) 是第三常見的強迫性思考，這類患者常有強迫性意念，但不一定伴隨著強迫性行為，常見的表現是腦海中無法控制地不斷出現情色或暴力的念頭或畫面。被闖入型意念折磨的病患，可能會認為自己不潔或有罪，因此向牧師告解或甚至向警方投案。

4. 排列：

排列 (Symmetry) 是第四常見的症狀，這類患者一定要將某些物體精準的以某方式排列整齊，這類的強迫性行為常會造成患者執行能力緩慢，有時會花好幾個小時去做一件事情。（比方說寫字一定要完美對齊，導致寫作時間拉長。或者是碗筷一定要依某種形式擺放，導致用餐時間過久。）

共病性

罹患強迫症的患者，通常也是注意力不足過動症 (ADHD) 和妥瑞氏症 (Tourette's syndrome) 的高風險族群。反過來，ADHD 患者小時候不治療，長大之後罹患強迫症的風險也較常人高。另外強迫症也常與憂鬱症及其他焦慮疾患（如拔毛症[註]）同時存在。因此臨床上要確診強迫症不是件容易的事情。

病程與結果

超過一半的強迫症患者是突然發病，有 50%~70% 的患者在發病當時同時面臨了壓力事件。(如懷孕、創傷或親人死亡)

強迫症的患者大部分一開始都會隱藏症狀，直到症狀嚴重到無法控制時才向醫師求助。比方說每天花太多的時間在強迫性思考或行為上，以致於每天上學或上班遲到。根據統計，由一開始發病到求助醫師，平均時間長度是 5~10 年，甚至有的患者發病長達 17 年後才就醫。

....

【註】：拔毛症 (Trichotillomania) 的患者，會無法控制地不斷拔除身上的毛髮，其中以拔頭髮最常見，甚至會拔到變成禿頭。

強迫症的病程通常漫長且會起伏，治療的效果也因人而異，一般來說：

- 20%~30% 病患有顯著進步。
- 40%~50% 病患有部分進步。
- 20%~40% 病患症狀持續或是惡化。

[參考資料]

有醫學研究持續追蹤了兩組病患 40 年，發現以下幾點：

「沒有接受治療」的患者：

- 20% 的個案能達到完全緩解，但有部分會復發。
- 三分之二的病患會自行改善，但生活還是受到部分影響。
- 10% 的個案曾經企圖自殺。

「有接受治療」的患者：

- 10% 的個案是用盡各種方式治療仍沒有明顯改善的「頑固難治型 (Refractory) 強迫症」。

強迫症的診斷準則

如果符合下述 [準則 A] 中「1. 強迫性思考」或「2. 強迫性行為」，並且符合 [準則 B]~[準則 D] 的要求，那有可能已經罹患強迫症，建議尋求專業醫療單位協助。

[準則 A]

1. 強迫性思考 (Obsession) [要同時符合 (01)~(02)]

    01. 不斷有思想、影像或衝動闖入自己的腦中，某些是不合時宜或不合邏輯的，這些症狀造成極大痛苦與焦慮。

    02. 此人企圖壓抑這些思想、影像或衝動，或企圖利用其他的思想或行為來抵銷。

2. 強迫性行為 (Compulsion) [要同時符合 (01)~(02)]

    01. 重複的行為及心智活動，常見的行為包括重複洗手、排序與檢查門窗等。常見的心智活動包括了重複倒數、祈禱、或默念特定字句。 此人感受到這是由於強迫性思考或是某種規律所造成。

    02. 這些行為或心智活動的產生，是為了減少心中焦慮或避免某種可怕的狀況發生，然而這些行為或心智活動與所擔憂事物之間的關聯，在現實中不是不合理，就是程度太超過。

[準則 B]

這些強迫症症狀，並非是由於藥物、毒品或是生理疾病造成。

[準則 C]

強迫性意念或行為造成此人極大痛苦、浪費時間、嚴重干擾生活、職業功能下降、或人際關係極大困擾。

[準則 D]

這些強迫症症狀，必須不是其他精神疾病所造成的特定表徵。(如罹患拔毛症的個案無法控制一直拔頭髮，或是憂鬱症的個案一直充滿罪惡感。)

病因學

目前關於強迫症的明確病因仍未確定，但有越來越多的研究發現一些可能跟強迫症有關的因素。

[基因]

強迫症有遺傳的傾向，罹患強迫症的患者，其家人罹患強迫症的風險也較高。以親子為例，如果父母其中一人罹患強迫症，其子女也有強迫症的機率是正常人的 3~5 倍。根據目前研究，跟強迫症有關的基因，可能位於人體第二條染色體以及第九條染色體上。

[免疫學]

幼兒時期曾經被「A 群 β- 溶血性鏈球菌 (Group A β-hemolytic streptococcus)」感染過的民眾，長大後可能會罹患強迫症。目前研究認為可能是鏈球菌造成腦部基底核發炎，導致大腦路徑功能受損而造成。

[內分泌]

與強迫症相關的內分泌系統很多，最常提到的是下列幾項：

1. **血清素 (Serotonin)：**

   部分抗憂鬱藥物，如「選擇性血清素回收抑制劑 (簡稱 SSRI)」，能夠提高人體血中的血清素濃度，經研究證實可以改善強迫症的症狀，如藥物 fluvoxamine、sertraline、fluoxetine。

2. **多巴胺 (Dopamine)：**

   部分多巴胺拮抗劑，如抗精神病藥物，能減少多巴胺和其受器結合，因此能改善部分強迫症症狀。但要注意部分抗精神病藥物，如 clozapine 可能會降低血中血清素濃度，反而會導致症狀惡化。

3. **正腎上腺素 (Norepinephrine)：**

   部分藥物，如降保適 (學名 clonidine，商品名 Catapres)，能夠減少神經細胞間的正腎上腺素釋放，被發現可以改善強迫症的部分症狀。

強迫症與強迫性人格疾患相同嗎？

1. 強迫症 (Obsessive–compulsive disorder，簡稱 OCD)
2. 強迫性人格疾患 (Obsessive–compulsive personality disorder，簡稱 OCPD)，OCD 與 OCPD 有部分相似之處，但實際上是不同的兩件事，常被人誤會與混淆。強迫性人格疾患比較偏向民眾俗稱的「龜毛個性」或「完美主義」。

強迫性人格疾患

強迫性人格疾患屬於「人格疾患 (Personality disoder)」中的一種。通常指的是個性太過僵化、無法變通，導致在社會和人際關係上遇到困難，造成自己或他人痛苦。強迫性人格疾患通常在成人早期會逐漸呈現，這些特質會廣泛出現在各個生活層面。(比方說家庭、學校以及工作。)

強迫性人格疾患通常會有下列幾點特色，如果符合四項以上，那有可能已經罹患強迫性人格疾患：

1. 過度專注於細節、規則、順序等，有時候反而抓不到重點。
2. 完美主義，常因為無法達到嚴苛的要求而耽誤工作。

3. 過度熱衷於工作、無法享受娛樂或是友誼。

4. 對倫理道德或是價值觀過度要求、一絲不苟、或缺乏彈性。

5. 即使已經無實質或情感上的價值，仍不願意拋棄舊東西。

6. 除非別人完全照自己的意思做，否則不敢把工作放手交給其他人去做。

7. 對自己或他人極度吝嗇。

8. 處事方式極度僵化、頑固、或不知變通。

　　如果符合上述條件，但是尚未影響到生活或工作，也沒有造成自己或他人痛苦，那只能說有強迫性人格的「特徵或傾向 (Trait)」，但並未達到「疾患 (Disorder)」的程度。

　　有趣的是，一些有強迫性人格傾向，但未達到疾患程度的人，有時反而能在工作或生活上展現認真、守規矩、擇善固執和值得信任等優點。但是若達到疾患的程度，那這個性帶來的痛苦與缺點，往往遠大於帶來的好處。

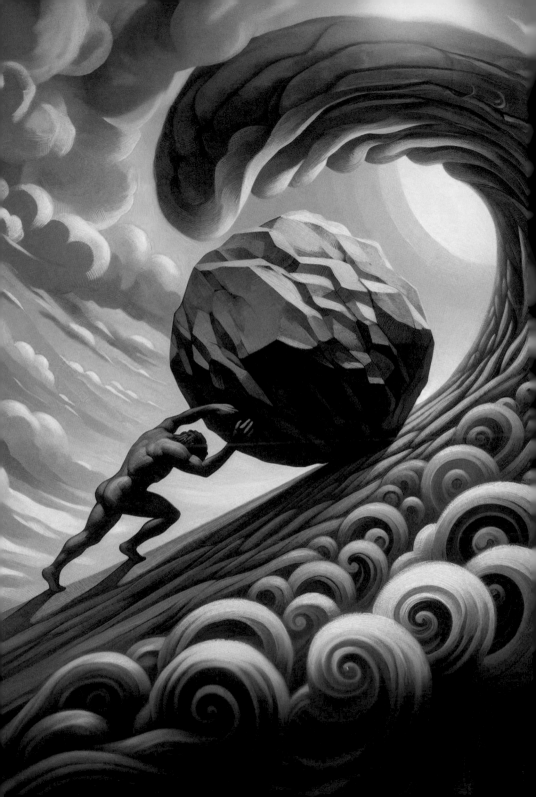

小故事

薛西弗斯推石

薛西弗斯（Sisyphus）是古希臘神話中的人物，關於薛西弗斯的故事有幾個版本，在著名古希臘詩人荷馬（Homer）的版本中，薛西弗斯以機智狡猾聞名，當死神塔納托斯(Thanatos)要來取他性命之時，他就矇騙死神，叫死神示範手銬如何使用，並趁機把死神銬上手銬，並因此逃過一次死劫，後來諸神數次要攫取薛西弗斯的靈魂下冥府，都屢遭薛西弗斯機智化解。

由於諸神認為薛西弗斯太狡猾，因此諸神懲罰他，讓他在地獄中不斷地推著巨石上山，但巨石快到山頂時，又會自動滾下山，薛西弗斯只好再把巨石推上山，之後再度眼睜睜看著它滾下山。

這種反覆折磨、徒勞無功、毫無指望的刑罰，就好比強迫症患者陷入沮喪的重複想法或行為之中。

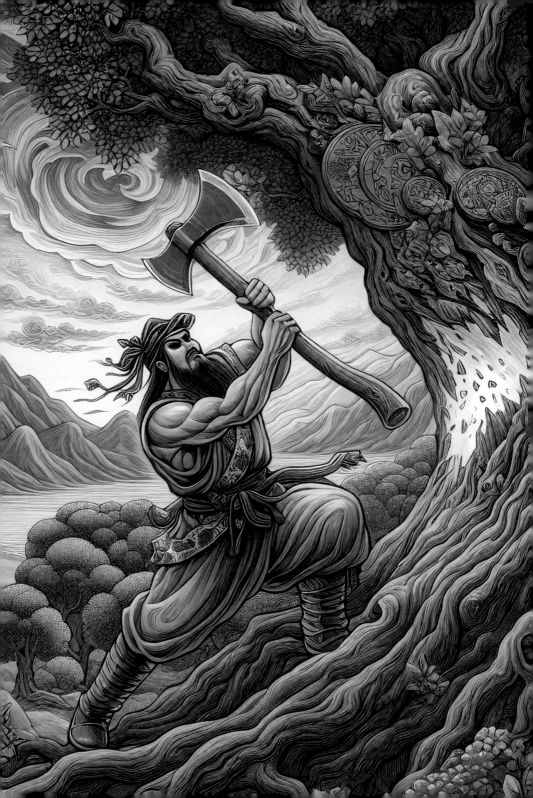

小故事

吳剛伐桂

中國跟月亮有關的古老寓言故事，除了月餅、嫦娥和兔子以外，還有一個故事「吳剛伐桂」。

故事中描述一位叫做吳剛的人，其天資聰穎、力大無窮，但個性非常懶惰，每天總想著要成為神仙，四處遊玩。之後有幸遇到一位神仙，向神仙學習成仙之道，但吳剛好大喜功、沒耐心又懶惰，屢次不受教，最後被神仙懲罰留在月亮，神仙告知吳剛，如果他能砍倒月亮上的月桂樹，即可修成仙道以及返回人間。

吳剛起初瞧不起這件任務，但後來發現這棵月桂樹具有神奇的癒合力，剛被砍完後，傷口很快就會癒合了，吳剛只好一直砍、一直砍 ......。

可以想見，這懲罰是無止盡的，因為吳剛永遠也砍不斷那棵月桂樹，這就像是強迫症患者的無盡痛苦般。

強迫症的治療

　　強迫症的治療，可以分成「藥物治療」和「非藥物治療」，非藥物治療之中以「認知行為治療」為主，「連續顱內磁性脈衝術」和「深部腦部刺激」目前較少人使用。藥物治療主要包括了抗憂鬱藥物、安眠鎮定藥物以及抗精神病用藥等。

　　目前認為最有效的治療方式是，同時服用藥物加上非藥物治療。

藥物治療

【抗憂鬱藥物】

- 抗憂鬱藥物中的選擇性血清素回收抑制劑 (SSRI) 類藥物，如樂復得 (學名 sertraline)、百憂解 (學名 fluoxetine) 和無鬱寧 (學名 fluvoxamine) 等，它們可以讓血中的血清素增加，藉此來改善強迫症症狀。但患有憂鬱症的青少年使用時，要小心有可能會增加自殺風險。

- 另外一類較為古老的抗憂鬱藥物，如三環抗憂鬱藥物 (簡稱 TCA) 中的安納福寧 (學名 clomipramine)，是目前 TCA 藥物中唯一證實可以治療強迫症的藥物，部分研究甚至指出，安納福寧可以用來治療難治型的強迫症。但因為 TCA 藥物本身可能有心血管副作用 (如低

血壓或是心律不整)，所以基本上不當作第一線治療藥物。

【安眠鎮定藥物】

- 安眠鎮定藥物能夠迅速緩解強迫症所帶來的焦慮、不安、失眠、肌肉緊繃等症狀，包含的藥物非常多，如安定文 (學名 lorazepam)、贊安諾 (學名 alprazolam) 以及立舒定 (學名 bromazepam) 等。雖然效果明顯且快速，但有副作用、依賴或成癮的風險，需要非常小心使用。想要了解完整的安眠鎮定藥物機轉與特性，可以參照筆者另外一本書籍《安眠藥要不要？》。

【抗精神病藥物】

- 抗精神病藥物，如安立復 (學名 aripiprazole) 因為具有拮抗多巴胺的效果，所以能改善強迫症的部分症狀，但大多是用來輔助治療，很少當作主線治療藥物。另外要注意的是，少部分抗精神病藥物，如可致律 (學名 clozapine)，因為本身除了拮抗多巴胺的作用以外，還有降低血清素濃度的效果，反而有可能讓強迫症的症狀惡化，需要特別注意。

非藥物治療

[認知行為治療]

　　強迫症的認知行為治療 (Cognitive behavioral therapy，簡稱 CBT) 包括了「暴露法」和「反應預防法」。

暴露法

　　暴露法指的是讓個案暴露在容易引起強迫性意念的情境或事物前，暴露的情境要做階層性的安排，由會引起最少焦慮程度的情境開始，逐漸升高層級，讓個案依序適應各個階層的焦慮刺激。

反應預防法

　　反應預防法是讓個案避免為了減少焦慮而做出的逃避或強迫性行為。例如手摸到髒東西後，不去清洗手，讓自己的焦慮利用別的方式消退 (如放鬆或轉移注意力)，如此反覆訓練，藉此打破過去僵化的清潔反應。

　　當個案習慣在「暴露」和「阻止強迫性反應」後，焦慮度會逐漸降低。

強迫症的常見症狀之一是會持續反覆檢查。

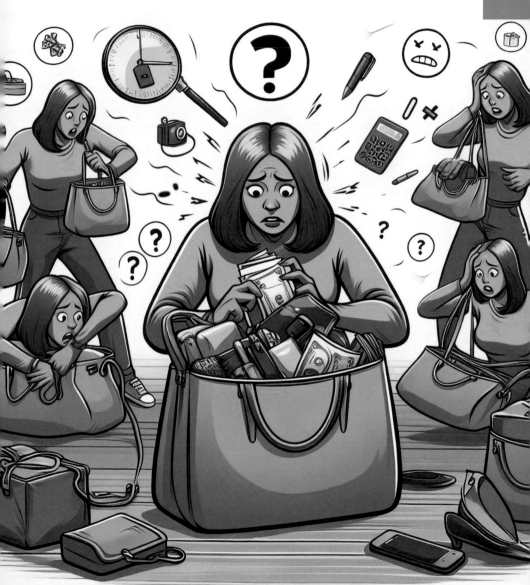

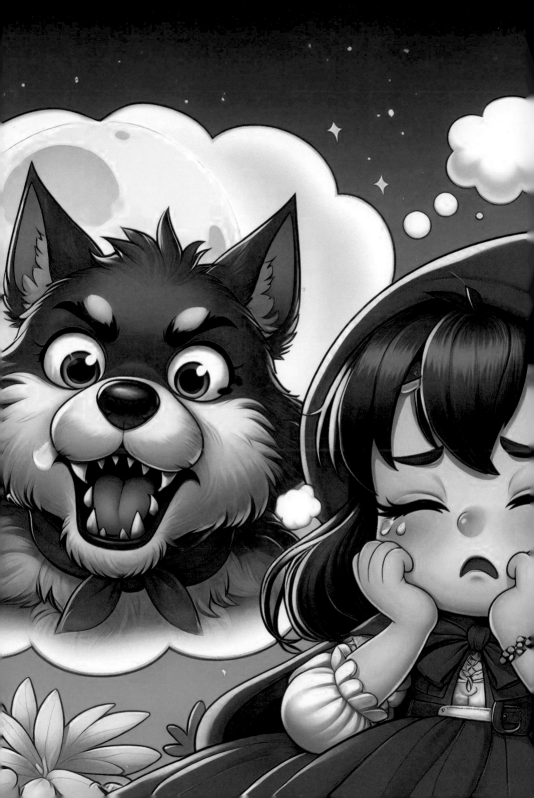

創傷後壓力症候群

前言

　　創傷後壓力症候群 (Post-traumatic stress disorder，簡稱 PTSD) 是災難後最常被提起的焦慮疾患。它是在生活創傷事件後發展而出，如戰爭、刑求、天災、被攻擊、被強暴或車禍等。受創的人對於創傷經驗感到害怕、無望與恐懼，也會盡可能去逃避與創傷相關的事物。

故事分享

　　小宇是一個十七歲的高中少年，擁有一個幸福美滿的家庭。在一次颱風的肆虐過程中，他的家園被土石流沖毀了，家人在他面前被滾滾的土石流沖走，至今仍生死未卜。

　　從死神手中歷劫歸來的他，像一隻無助的、濕透的小狗狗，嗚嗚叫、發著抖，卻再也沒有最親愛的家人疼惜，甚至黏靠著撒嬌、磨蹭一下頭的機會，都再也沒有了。

　　當晚，小宇完全無法入眠！腦海中不斷重現家人被滾滾土石流沖走的畫面，以及自己的生命面臨危機、像細絲將斷未斷的驚恐感覺，一次又一次。

　　事件發生後救難人員試著詢問小宇詳細的經過，他卻

發現自己無法回憶創傷事件當時的重要片段，不記得也無法強迫自己回顧。

後來當小宇終於再度回到學校，卻是無法靜下心來上課。他的人際關係也受到影響，無法信任他人、也無法與他人親近、常常情緒失控、也喪失快樂及愛的能力。

之後只要開始下雨，小宇的不安與驚恐就跟著叮叮咚咚落下，焦慮土石流又要來了。若雨下得稍微大或打雷，小宇更是止不住的精神緊張、極度害怕、無助、也很容易哭泣。聽到大的雷聲響，便想奪門而出。

流行病學

[盛行率]

創傷後壓力症候群的終生盛行率平均約為 8%。女性得到的比例較男性為高，女性盛行率約為 10%~12%，男性約為 5%~6%，但有學者認為男性較少主動尋求醫療協助，因此容易被低估。

[年齡]

任何年齡都可能會發生創傷後壓力症候群，但是大部分還是發生在成人早期。

共病性

　　患有創傷後壓力症候群的病人有極高的比例會合併有其他心智疾患。據統計至少有 2/3 被診斷有創傷後壓力症候群的患者，還合併其他兩種以上的心智疾患。

　　常見的合併症包含了有憂鬱症、物質相關疾患 (如毒品、菸或酒)、其他焦慮疾患和躁鬱症。

病因學

回顧歷史，創傷後壓力症候群常來自天災，男與女不同的地方是男性有不少心理創傷來自於戰爭或打鬥，女性的創傷有不少部分來自於被強暴或被攻擊。

[壓力]

創傷壓力是產生創傷後壓力症候群的根本因素。然而，並非每個人經歷創傷事件後都會產生創傷後壓力症候群，同樣的壓力，有的人歷經創傷壓力後身心飽受煎熬，有的人卻覺得沒什麼，這跟每個人的韌性、人生觀及經驗有關。

創傷事件本身，不足以造成創傷後壓力症候群。要對創傷經驗有強烈的反應及情緒 (如害怕、逃避或恐懼)，才可能構成創傷後壓力症候群。

比方說，同樣是天災後的倖存者，有的人會高興大難不死，但有的人會有強烈的罪惡感 (憑甚麼只有我活下來？我對不起那些往生的人)，這讓倖存者對自己感到憤怒，容易演變成創傷後壓力症候群。

[危險因子]

如同前述，就算面對壓倒性的壓力，大部分人也不會得到創傷後壓力症候群。研究發現，高達 60% 的男性和 50% 的女性都曾經驗過重大心理創傷，但不是所有的心理創傷都會演變成創傷後壓力症候群。

相反地，某些一般人認為是「小事」的事件，對某些人來說，卻可能是壓力極大的創傷經驗，也可能因此罹患創傷後壓力症候群。

創傷後壓力症候群的最重要危險因子是創傷經驗的嚴重度、時間長短、密集程度，以及受創者的感受和觀點。

有以下幾點情形的民眾，罹患創傷後壓力症候群的風險較高：

- 孩童時曾經歷過創傷事件。
- 本身患有人格疾患 (如邊緣型人格疾患)。
- 較無家庭或朋友支持或協助。
- 女性。
- 家族中有人罹患創傷後壓力症候群。
- 單身、離婚、鰥寡。

- 社會退縮。
- 低社經地位。
- 最近生活遭逢重大變故。
- 酗酒。

[認知行為學觀點]

1. 認知觀點 ：

遭逢創傷事件的個案，因為無法接受、不願接受、或無法理解當時所遭遇的創傷經驗，讓個案感到痛苦與壓力，進而逃避相關類似的事物或情境。但也因此無法真正面對並完整的度過那次創傷經驗，彷彿永遠就在某段人生經歷中重複「卡住」。

2. 行為觀點 ：

原本創傷事件是個中性刺激事件，但是由於個案的強烈情緒反應，讓這個事件與恐懼與焦慮連結在一起，產生了古典制約 (Classical conditioning)，之後只要個案接受到會提醒他相關事物的刺激，就會造成同樣的情緒反應。

再者，藉由害怕與逃避相關的刺激，可能會造成部分

個案獲得大家注意、成功博取他人同情、藉此依賴他人的心理需求,因而間接強化這個制約反應,加強它們的連結。

[內分泌系統]

研究發現,創傷後壓力症候群的病患,他們體內「下視丘 - 腦下垂體 - 腎上腺軸 (簡稱 HPA)」[註]的內分泌系統被過度調節,血中的正腎上腺素濃度及尿中兒茶酚胺 (Catecholamine) 濃度被發現比一般人還高,

另外也發現,創傷後壓力症候群的個案,他們血中腦內啡 (Endorphin) 濃度比一般人還低。

....

【註】:下視丘 - 腦下垂體 - 腎上腺軸 (HPA) 指的是體內重要的內分泌系統,其中由下視丘可以分泌荷爾蒙影響腦下垂體,腦下垂體也能分泌荷爾蒙影響腎上腺,進而影響人體內分泌系統。由於好像一直線的關係軸線,所以稱為下視丘 - 腦下垂體 - 腎上腺軸。

創傷後壓力症候群的診斷準則

如果同時符合下列 [準則 A] 到 [準則 F]，那很有可能已經罹患了創傷後壓力症候群。

[準則 A] 同時具備下列兩項條件：

(1) 此人曾經歷、目擊或面對一種以上的創傷事件，這些事件可能牽涉到死亡或嚴重身體傷害，或威脅到自己或他人的身體完整性。

(2) 此人的反應包含強烈的害怕、無助感或恐怖感受。如果是孩童，可能是以混亂或激動的行為來表達。

[準則 B] 創傷事件以下列一種以上方式持續：

(1) 反覆以影像、思想、或知覺等方式，帶著痛苦闖入腦海。如果是孩童，可能表現出重複扮演與創傷相關的主題遊戲或情節。

(2) 反覆帶著痛苦夢見此事件。

(3) 彷彿此創傷事件又再度發生的感受，包含感受到當時的經驗、錯覺或幻覺，也可能是瞬間回到當時的經驗重現。

(4) 暴露於類似創傷事件的相關情境時，內心感覺強烈痛苦。

(5) 暴露於象徵或類似創傷事件的情境時，有著特定的生理反應 (如心悸、發抖、身體僵硬)。

[準則 C] 持續逃避與此創傷有關的刺激或情境，同時伴隨著反應麻木的現象，以及包含下列症狀三項以上：

(1) 努力逃避與創傷有關的思想、感受或談話。

(2) 努力逃避會引發創傷回憶的活動、地方或人們。

(3) 不能回想創傷事件的重要部分。

(4) 對重要活動的興趣顯著降低，或減少參與。

(5) 疏離的感受或與他人疏遠。

(6) 情感範圍侷限 (例如：不能有愛的感受)。

(7) 對前途悲觀 (比方說對事業、婚姻或壽命悲觀)。

[準則 D] 持續有下列兩項以上症狀：

(1) 難入睡或很難睡得安穩。

(2) 易怒。

(3) 難保持專注。

(4) 過分警覺。

(5) 過度驚嚇。

[準則 E]

準則 B、C、D 的症狀總期間超過一個月。

[準則 F]

此障礙造成臨床上顯著痛苦，或損害社會、職業、或其
他重要領域的功能。

兒童與青少年的創傷後壓力症候群

　　創傷後壓力症候群也會發生在兒童與青少年身上，在同樣的壓力源影響下，孩童的創傷後壓力症候群的盛行率較成年人來得高。一般來說，兒童與青少年的創傷後壓力症候群是容易被低估的。

　　兒童與青少年的症狀，包括了可能會出現反覆夢到創傷事件或是以怪物為主題的夢魘，也可能會以身體不適（如胃痛與頭痛等）來表現。部分孩童則會出現社交退縮，之前喜愛的遊戲或活動興趣降低。另外也可能會以退化現象當作表徵，比方說尿床、害怕黑暗或一個人睡等等。

　　如果孩童罹患創傷後壓力症候群，要注意是否有遭受虐待、性侵害、霸凌或家暴等可能性。

　　另外，孩童對於沒有親身經歷或目睹的創傷事件，也有可能衍生為創傷後壓力症候群，比方說聽聞親人過世或是戰爭。

　　兒童像成人一樣，罹患創傷後壓力症候群也可能會感到悲傷、腦海中不斷重演創傷事件的情境、會作惡夢、有時彷彿回到創傷事件時的時空背景。但兒童比較特別的是，可能會用「創傷相關性遊戲 (Traumatic play)」的方式來表現，遊戲中會包括創傷事件的相關事物，且會不斷上演。

案　例

　　創傷後壓力症候群的案例可說是不勝枚舉，只要是嚴重的天災或人禍，都容易造成許多受害者之後有創傷後壓力症候群。以下略舉數例：

911 恐怖攻擊

　　2001 年 9 月 11 日，蓋達組織的恐怖攻擊摧毀了紐約世界貿易中心和華盛頓的五角大廈。導致了超過三千五百人傷亡。調查發現，美國公民在 911 事件後一個月的創傷後壓力症候群的盛行率是 11.4%。到西元 2004 年，估計仍有超過兩萬五千名的民眾，持續受到此事件產生的創傷後壓力症候群的症狀困擾。

伊拉克和阿富汗戰爭

　　2001 年 10 月，美國在 911 事件後，與澳洲、加拿大以及英國一起入侵阿富汗。估計有 17% 的歸國士兵患有創傷後壓力症候群。

印尼海嘯

2004 年 12 月 26 日，大海嘯襲擊了印尼、斯里蘭卡、南印度和泰國，造成了嚴重的損害和死亡，甚至波及了非洲海岸和南非。這場海嘯造成了將近三十萬人死亡和留下超過一百萬人無家可歸。許多生還者活在恐懼之中，並出現創傷後壓力症候群的症狀。漁民害怕出海、孩童害怕在他們曾經喜愛的海邊玩耍，許多人因為害怕有另一場海嘯而難以入睡。

颶風

2005 年 8 月，颶風卡崔娜蹂躪了墨西哥灣、巴哈馬、南佛羅里達州、路易斯安納州、密西西比州和阿拉巴馬州，導致超過一千三百人死亡，造成數萬人受困，不少倖存者之後也有創傷後壓力症候群的症狀。

地震

2005 年 10 月 8 日，規模 7.6 的地震襲擊南亞，影響巴基斯坦、阿富汗和北印度。南亞的喀什米爾尤其嚴重。超過八萬

五千人傷亡，高達三百萬人無家可歸。許多創傷後壓力症候群的個案在這場災難中產生。

另外日本的神戶大地震、大陸的唐山大地震，以及台灣的 921 大地震，當時也都造成相當多人傷亡。許多倖存者之後也罹患創傷後壓力症候群。(台灣曾有研究統計，至少有 16% 的 921 災民罹患創傷後壓力症候群。)

酷刑

一個人受到折磨所產生的心理創傷，有時候可能比生理創傷還嚴重。依聯合國定義，酷刑是指故意透過殘忍、不人道或有辱人格的方式，造成受害者嚴重的心理痛苦或煎熬。廣義的定義包含了各種形式的暴力，從長期慢性的家庭暴力到大規模的種族滅絕。最近的數據估計，世界上一千四百萬名難民中約有 5% 到 35% 有至少一次被施以酷刑的經驗。

儘管酷刑可能會留下生理傷疤，但其真正可怕的是會對心理造成持續影響，這段痛苦的回憶會讓個案感到恐懼與無助，心理變得脆弱。

經統計，酷刑下的生還者，創傷後壓力症候群的盛行率大約 36%，遠高於平均終生盛行率。研究也顯示出酷刑的受害者較容易罹患憂鬱症或焦慮症。

性侵害與創傷後壓力症候群

性侵害是可怕的事件，許多受害者心中因此留下永遠的傷痕，有的受害者甚至因此罹患了創傷後壓力症候群。

但不少民眾常認為「被性侵的受害者都會有創傷後壓力症候群」或「有創傷後壓力症候群，就代表他曾被性侵」，這些想法都是過於偏執武斷，甚至有時候法官或檢察官也會受到這種刻板印象影響，但事實上是難以用因果關係貿然定論的。

被性侵的受害者可能會有創傷後壓力症候群，也可能不會，這取決於受害者當時所承受的壓力，以及受害者本身的心理韌性、社會支持系統、與加害者的人際關係、以及可利用的資源等。另一方面，罹患創傷後壓力症候群，並沒有辦法代表個案一定被性侵過，仍須其他證據佐證。

因此要盡量避免落入「有創傷後壓力症候群就是確定有被性侵」以及「沒有創傷後壓力症候群就是沒有被性侵」的僵化假設。

再者，創傷後壓力症候群的症狀必須持續超過一個月，症狀也會隨著時間改變起伏，因此在診斷上也有一定的難度。

暴雨為害 當心創傷後壓力症候群

【2012/06/14 聯合報 / 林子堯】

　　莫拉克風災讓人餘悸猶存，公視拍攝的「那年，雨不停國」，即描述災難後民眾的傷痛與心路歷程。台灣近日飽受暴雨之害，各地人員傷亡、淹水、土石流及地基坍陷等消息不斷傳出，令人擔心有人會因此出現創傷後壓力症候群（PTSD）。

　　災難過後，不論地震、海嘯、火災、水災、戰爭，或目睹他人遭受嚴重創傷，如死亡、強暴、家暴、身體攻擊，儘管身體無大礙，但仍有可能罹患創傷後壓力症候群，導致極大痛苦，生活或工作失能。

　　當人經歷或目睹嚴重事件時，可能出現的急性壓力反應包括：

1. 解離症狀：人變得麻木無感、失真感，甚至對事件失憶。
2. 反覆經歷創傷：如揮之不去的噩夢或影像，彷彿回到災難現場。
3. 極力避免可能引發創傷的事物：例如談論相關話題、避開相關的人事時地物。
4. 明顯焦慮或過度警覺：如易怒或暴怒、失眠、坐立不安、恍神、易被驚嚇。

　　如果上述反應超過一個月以上，就可能發展成創傷後壓力症候群。根據英國曼徹斯特大學研究團隊，在「Comprehensive Psychiatry」期刊刊出了一份系統性文獻回顧與分析，其中指出罹患創傷後壓力症候群的民眾，未來自殺率及罹患重度憂鬱症機率都有增加的現象。

　　在此呼籲民眾，若您觀察到朋友或親人經歷重大事件後，出現以上症狀，請盡快尋求相關醫療協助，以避免症狀惡化。

鑑別診斷

創傷後壓力症候群很難與恐慌症和廣泛性焦慮疾患分辨，因為這三個病的症狀都和過度焦慮及自主神經興奮有關。要正確診斷創傷後壓力症候群的關鍵，在於仔細回顧創傷事件與所產生症狀之間的關係和歷程。

病程與結果

創傷後壓力症候群的病程變化相當大，症狀可以隨著時間起伏。從創傷事件的發生，到演變成罹患創傷後壓力症候群，中間的間隔時間可以從一週到三十年不等。

經研究統計，如果罹患創傷後壓力症候群不治療：

- 30% 會完全復原
- 40% 會有些許殘餘症狀
- 20% 會持續有中度症狀
- 10% 症狀沒有改善或持續惡化

如果有「快速發生」、「發病時期小於六個月」、「發病

前功能良好」、「社會支持系統好」和「沒有其他身心疾病」
等情況，那病情改善的機率較高。

　　一般來說，年幼兒童或老年人會比其他年齡層更難去度過
創傷事件。舉例來說，大約 80% 經歷燒燙傷的年幼孩童會在一
或兩年後產生創傷後壓力症候群的症狀。僅有 30% 經歷燒燙傷
的成人在一年後會有創傷後壓力症候群。

　　年幼兒童還沒有適當的應對機轉去處理生理和心理的創傷
事件。老年人的應對方式，可能比年輕人固著和僵化，因此較
不能彈性處理創傷事件所造成的影響。

　　另外，如果創傷後壓力症候群有其他的合併症，通常會更
加嚴重也更難以治療。

　　一般來說，有良好社會支持系統的病人，比較不會有此疾
患，或者會復原比較快速。

創傷後壓力症候群的治療

前言

治療創傷後壓力症候群，可以粗略分成「藥物治療」以及「非藥物治療」兩種方式，介紹如後：

藥物治療

藥物治療主要包括了「抗憂鬱藥物 (抗鬱劑)」及「安眠鎮定藥物」。

抗鬱劑可以用來長期改善創傷後壓力症候群的症狀，在抗鬱劑之中，以「選擇性血清素再吸收抑制劑 (簡稱 SSRI)」為主，包括的藥物相當多，在此列舉幾項，後方有專屬章節介紹。

- 百憂解 / 禧濱 (學名 fluoxetine)
- 樂復得 / 憂必晴 (學名 sertraline)
- 千憂解 / 萬憂停 (學名 duloxetine)
- 克憂果 / 百樂行 (學名 paroxetine)

除了 SSRI 藥物以外，目前認為下列幾種藥物可能也對創傷後壓力症候群有治療效果。

- 妥富腦 / 益伊神 (學名 imipramine)，屬於 TCA 三環 抗憂鬱藥物。

安眠鎮定藥物主要包含了「苯二氮平類藥物 (BZD)」和「非苯二氮平類 (non-BZD)」，主要是用來快速緩解症狀、改善睡眠品質、以及緩解焦慮症狀等。其中包含的藥物非常多，詳細的藥物介紹請見本書後方專屬章節。

非藥物治療

一般來說，藥物雖然能快速有效改善症狀，但停藥後症狀可能會復發。有些非藥物治療 (如心理治療) 雖然效果較慢，但是治療的效果較能持久。

但心理治療中，有些治療 (如心理分析) 相對耗時，甚至要花上好幾年的時間才能完成治療，所需的治療費用也相對昂貴。因此後來有一些新的心理治療被提出來，像是認知行為治療，它們比傳統的心理治療花費較短時間，也有一定的療效。在治療創傷後壓力症候群的方式中，認知行為治療扮演了很重要的角色。以下為大家介紹部分非藥物治療：

[支持性心理治療]

支持性心理治療是最基礎的心理治療，其主要是建立治療師與個案間的良好關係，透過這樣的關係來讓個案安

全度過危機、適應困難和減低焦慮。

治療中治療師要當一個良好的傾聽者，適當地利用同理心，透過個案的觀點來同理他的困境與心境，然後給予適當的回應。治療師並不用急於說服個案，或讓個案快速改變。光是良好的同理與傾聽，有時就能夠讓個案的情緒得以抒發，重新調整心境。

有時治療師還可更積極地幫助個案，諸如建議個案改變環境和不當習慣，但這仰賴於個案本身的動機與配合程度。

[肌肉放鬆技巧]

肌肉放鬆技巧的理論認為大腦與肌肉是相互影響的，焦慮會讓肌肉緊繃，肌肉緊繃也會讓人更焦慮。倘若我們能夠利用一些放鬆技巧讓肌肉鬆弛，那麼我們的焦慮也會跟著下降。

但難題是大多數人並不知道自己的肌肉是緊繃或鬆弛的，更不知道如何去控制它。所以肌肉放鬆技巧用來教導人們如何放鬆肌肉，其過程是放鬆繃緊的某部分肌肉，然後就會理解到自己的肌肉緊張狀態，也能理解到該如何將肌肉放鬆。

[生理回饋法]

生理回饋法是行為理論的衍生物。其理論基礎是，只要能夠讓人們辨識到自己生理的變化，進而學會怎麼控制它，就可以進而改善焦慮程度。

一般是利用各種儀器設備，將人的心跳、皮膚溫度、皮膚電阻、腦波、血壓、呼吸等，量化成數據或圖形，再將數據或圖形透過視聽設備回應給個案，個案即可知道自己在焦慮時的生理變化，以及慢慢學會怎麼控制它們。

[團體治療法]

另外除了個人治療技巧外，團體治療法和家族治療法也是有效的。團體治療法的好處包含了分享創傷經驗和其他團體成員的支持。團體治療法被認為用在大災難的生還者是特別有效的。家族治療法通常用來協助改善婚姻和親子關係，以度過症狀惡化的時期。

[眼動身心重建法]

另一種較新的治療方式，就是「眼動身心重建法」(Eye movement desensitization and reprocessing，簡

稱 EMDR)。在 EMDR 的治療中，個案被要求在腦中回想創傷畫面，然後根據治療師指示，讓眼球隨著治療師的手指，平行來回移動約 15~20 秒。完成後，請個案說明當下腦中的影像及身心感覺。同樣的步驟不斷重複，直到痛苦的回憶及不適的生理反應被成功消除為止。

在治療過程中，也可以經由治療師引導，把正面的想法和愉快的心境植入個案心中，進而建立正面健康的認知。

EMDR 的理論認為，人都會遭遇到一些創傷事件，但有內在的本能去平衡事件所帶來的衝擊。雖然 EMDR 的機制尚未完全明朗，但有學者認為，療效是來自於 EMDR 能讓雙眼規律移動，進而達到加速腦內神經傳導活動和認知處理速度所致。

認知行為治療

認知行為治療 (Cognitive behavioral therapy，簡稱 CBT)，屬於非藥物治療。認知行為治療在治療創傷後壓力症候群中扮演著重要角色，因此筆者將其獨立出來一個單元，常用的認知行為包含了下列幾種，臨床上不一定只能使用單一種治療方式，也能合併使用。

[系統減敏法]

系統減敏法 (Systemic desensitization) 是一種透過放鬆技巧來進行的治療方式。一般來說，治療師會利用想像的方式，讓個案循序漸進地經歷創傷事件。

在治療之初，治療者得先與個案會談，理解其畏懼的特定情境。然後開始教導個案如何放鬆，也就是放鬆技巧，並要求個案每天練習至少 30 分鐘。

接著治療師與個案一同訂定焦慮事件的階層表，將各種會引起焦慮的情境，列出一系列的清單，從最輕微的焦慮事件，到最嚴重的焦慮事件一一陳列。

治療一開始從最輕微的焦慮事件開始練習。治療者可以要求個案先開始練習放鬆，然後想像該焦慮事件，如果

個案仍然保持放鬆的話，就跟著階層表練習更高一層的焦慮事件；倘若個案開始感到焦慮，就暫時中止，再次指導個案放輕鬆，等到同個層級的情境都能放鬆後，再進行到下一階焦慮程度更高的層級。

如此，一步步克服各層障礙。到最後連最嚴重的焦慮事件都能克服，就算治療成功了。

[洪水治療法]

洪水治療法 (Flooding therapy) 指的是在沒有利用放鬆技巧來降低焦慮的狀況下，讓個案長時間暴露在會引發焦慮的事物或情境中，藉此降低個案的焦慮程度。在這治療過程中，讓個案仔細回顧創傷事件時的所有細節，越清楚越好，甚至回憶當時的感官刺激。

不像系統減敏法一樣，洪水治療法在治療的一開始就會從最高層級的恐懼狀態開始暴露，藉此訓練個案對於焦慮事件的耐受性，並減少個案在面對焦慮時的負增強作用 (Negative reinforcement) 和逃避行為 (Avoidance)。這跟系統減敏法循序漸進地給予不同程度的焦慮事件不同，

洪水治療法有許多不同的形式：

- 有的藉由治療師的引導，請個案自行想像創傷時的

情境。

- 有的藉由會談不斷討論個案的創傷事件，並從中鉅細靡遺的詢問和補充細節。

- 有的則是治療師先蒐集創傷事件的相關資料，並將其呈現給個案。

但在此也要提醒，暴露治療法是一種較為強烈的治療方式，個案必須要有較強的治療動機，否則有可能接受過一次治療後，就不敢再接受治療了。另外有些創傷事件的生還者不願意面對創傷記憶，也無法忍受洪水治療法所帶來的強烈焦慮，因此並非所有的人都適合洪水治療法。過去有研究指出，對於有「倖存者罪惡感」的個案來說療效較差。

另外有些研究認為，暴露治療法對創傷後壓力症候群的個案來說，治療效果會比系統減敏法效果還好。

[認知治療]

認知治療 (Cognitive therapy)，最早由學者 Beck 提出，一開始是用來治療憂鬱症，之後學者 Clark 才逐漸將

之發展成用來治療焦慮症。根據 Beck 的理論，人因事件所引起的情緒狀態，其實主要取決於人「如何解讀事件」，而非事件本身決定個案的情緒狀態。因此消極偏執的解讀方式會導致負面情緒，但真正造成痛苦的，並非是事情本身，而是對於這些事情的信念。反過來，積極多面向的解讀方式則導致正面情緒。這些思考方式有時候會被稱為「自動化」想法。

在治療的過程中，治療師要讓個案去挑戰這些讓他們喪失鬥志或是功能的負面想法，讓他們改以正面的想法來解讀事件。

[認知處理治療]

認知處理治療 (Cognitive processing therapy) 融合了認知治療和暴露治療的因素，認知治療的部分，主要是訓練個案挑戰錯誤或困擾的認知，尤其是自責。暴露治療的部分，可以請個案鉅細靡遺的撰寫創傷事件的始末，並且將其唸給治療師或親朋好友聽，這除了可以讓個案表達感受之外，也能找出個案在創傷事件中的「阻滯點 (Stuck points)」，這個阻滯點就是個案在創傷事件當時與自我信念有衝突或難以接受的部分。

[自我肯定訓練]

學者 Wolpe 認為，利用自我肯定訓練 (Assertiveness training)，反覆地自我肯定與放鬆，可以改善焦慮的程度。治療師可能會利用認知治療和角色扮演的方式來讓個案進行自我肯定訓練，另外也避免讓個案以被動或是激烈的方式，不斷跟別人抱怨或訴苦自己遭遇的不幸事件。

[壓力免疫訓練]

壓力免疫訓練 (Stress inoculation training) 是由學者 Meichenbaum 發展出來。治療師可以指導個案肌肉放鬆、呼吸放鬆、和轉移注意力等方式，讓個案降低焦慮程度。詳細自我降低焦慮方法，可以參照本書第 07 章「消除焦慮自己來。」

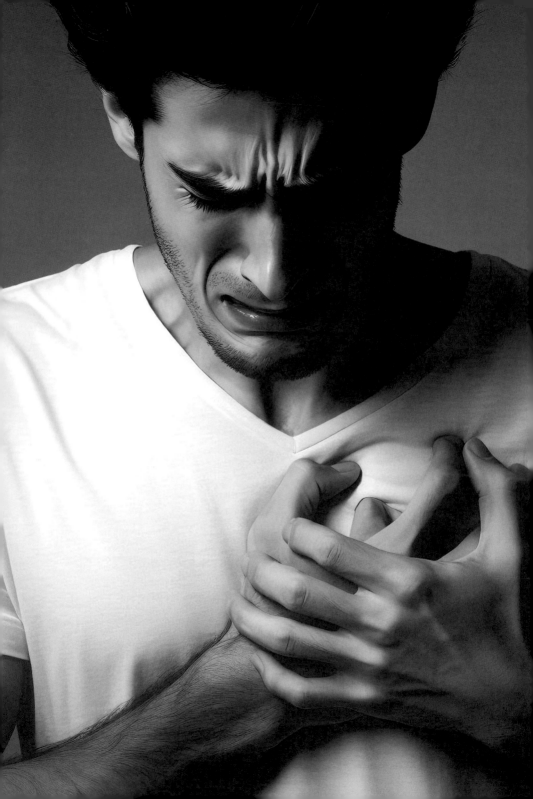

恐 慌 症

前言

　　恐慌症跟一般人所謂的「驚慌失措」不太相同，它的強度超過一般人所能想像。恐慌症是一種相當戲劇化的疾病，發作非常地迅速，前一刻，個案可能還高高興興地看書、逛街或聊天，突然間恐慌就發作了，巨大的焦慮排山倒海而來，伴隨著各種身體的不適，諸如：心悸、暈眩、發抖等，從發病到焦慮的最高峰，往往連十分鐘也不到，由最害怕到恢復平靜，多半也不超過一個小時。

　　恐慌發作的民眾常會以為自己中風了、心臟病發作、快要失控或死掉，然而一陣子過後，症狀會自動慢慢消失。但恐慌發作的症狀不只恐慌症才有，其他疾病也可能出現類似的症狀。

　　儘管如此，恐慌發作卻是相當嚇人，因為它來無影、去無蹤的，彷彿身上綁了顆不定時炸彈，隨時都會爆發。

　　很多人不知道自己罹患的是什麼病，看了很多不同的醫師，卻始終治不好。有時甚至連醫生也搞不懂為何民眾會有這些檢查不出的症狀。這個章節我們將會介紹恐慌症的相關面向，讓讀者了解。

故事分享

　　小櫻是一個二十六歲的美麗女子，生命中沒有遭受過什麼挫折，順利嫁給一個疼愛她的先生，不久後也開心地迎接第一個小寶寶的誕生，但小寶寶出生後卻被診斷有腦部的疾病。

　　小櫻在醫院坐月子的期間，很害怕看到寶寶，甚至不敢抱他。她覺得掉入一個冰冷又漆黑的井底深淵，原本玫瑰色的夢想，迅速從井口飛過。醫師告訴她說寶寶就算開刀，之後的情況仍舊很不樂觀。那天晚上小櫻孤獨地躺在床上，越想越焦慮，突然地一陣胸悶、心臟砰砰亂跳，而且總覺得心跳狂亂地像是隨時會停止，甚至快要失控，深怕自己下一刻就要死去。醫護人員急忙趕到，做了所有的常規檢查，一切卻都正常。

　　之後的晚上，小櫻常常想到那天發生的事情，不由自主地害怕起來。越害怕，反而更加重這種驚恐的感覺，焦慮就如黑暗潮水般，排山倒海的降臨，程度越來越強烈，小櫻擔心又會再一次有瀕死的感覺。漸漸的，甚至連四周的景物都變得不太真實、彷彿身體不是自己的、覺得快要失控或發瘋！

　　到最後，她連看到寶寶也會害怕，怕寶寶有什麼突發的狀況，怕自己突然又經歷相同的事件時，會死在當場，沒有人能救她。

流行病學

[盛行率]

　　恐慌症的終生盛行率約 1~4%。

[性別]

　　女性得到的機會約為男性的 2~3 倍，而且不管在哪個年齡層，女性的盛行率都高於男性。但有學者認為，男性通常比較不願意就醫，導致罹病率被低估，才會讓女性的罹病率相對較多。

[年齡]

　　任何年齡都可能罹患恐慌症，但發病的最高峰時期在成年早期，平均發病年齡約在 25 歲。

[危險因子]

　　近期離婚或分居的人有較高機會罹患恐慌症。

恐慌發作與恐慌症

　　「恐慌發作 (Panic attack)」與「恐慌症 (Panic disorder)」在精神醫學上是有差異的。

　　恐慌發作是指單一次的發作，如果無預警的反覆發生「恐慌發作」，甚至因此不敢出門、影響到生活品質與心情，這時候可能已經變成「恐慌症」了。

恐慌發作的診斷準則

恐慌發作的症狀是突然出現，通常十分鐘內會惡化到最嚴重的地步，然後再逐漸慢慢消失。

下列的 13 項症狀如果有 4 項以上，就很有可能已經達到恐慌發作的地步。

1. 心悸、心跳加速。

2. 冒汗。

3. 發抖。

4. 呼吸急速。

5. 感到快窒息。

6. 胸口不適。

7. 噁心、或腹部不適。

8. 暈眩、頭重腳輕。

9. 失去現實感或自我感。

10. 感到自己快要失去控制或發狂。

11. 感到快要死掉。

12. 渾身麻木。

13. 寒顫或潮紅。

恐慌發作分類

恐慌發作可以分為三型。

[情境關聯型]:

　　如果每次遇到特定事物，就會恐慌發作。如社交恐懼症在上台演講時，會感到極度焦慮。這種恐慌發作是因為特定情境引發，可以預見與避免。個案知道只要自己不用上台演說，就不會發生恐慌發作。此時，我們就稱之為情境關聯性恐慌發作。

[情境誘發型]:

　　個案接觸到特定情境，未必會恐慌發作，但發作機率會提升。和情境關聯型不同，情境誘發型是增加發作的機率，並不直接造成發作。

[無預期型]:

　　這型恐慌發作是無法預期的，沒有跟特定的情境有關。隨時隨地都可能會發作。所以給人心理的壓力是最大的，通常也較嚴重。

恐慌症的定義

1. 反覆發生無預期性恐慌發作。
2. 曾在恐慌發作後，一個月後仍有下列問題之一：
   - 持續擔心下一次的發作。
   - 持續擔心發作帶來的傷害。（如感覺快死了。）
   - 明顯為了該次恐慌發作而改變生活。（比方說出門一定要找人陪伴，以預防突然發作。）

　　要診斷恐慌症，必須先排除其他疾病，因為很多疾病的症狀都與恐慌症雷同，如甲狀腺機能亢進、嗜鉻細胞瘤、癲癇發作或心律不整等。除此之外，有些藥物、毒品或其他心智疾患，也會造成類似的症狀。所以醫師在臨床上必須先排除上述情況的可能性，才能下恐慌症的診斷。

恐慌症的影響

　　第一次恐慌發作通常都是無預警的，但久病成良醫，有些反覆發作的個案會慢慢發現自己在某些特定的人事時地物，會

比較容易誘發恐慌發作，比方說喝咖啡、飲酒、上台表演或情緒激動時，對於此類「情境誘發型恐慌發作」，此後個案就會嘗試去逃避這些情境。但是，仍有相當比例的恐慌發作是無法預期的。

由於症狀從出現到消失的時間都不長，個案在趕往醫院後，通常就已經沒事了，也可能看過無數醫師或做過無數檢查，依然找不出原因。這會讓個案擔心自己是否得到罕見或不治疾病。

通常親友一開始時會跟個案一樣著急，四處尋求好醫生，但到後來可能就會慢慢覺得不耐煩，認為個案在裝模作樣，不少人會因此家庭失和，甚至連工作或人際關係也會受到嚴重影響。

不曾發生過恐慌發作的民眾，可能不容易感受到恐慌症的可怕，試想倘若自己三不五時就會無預警發作：開車開到一半發作可能會釀成車禍。公開場合上發作可能會讓你當眾出醜，甚至導致別人從此以異樣眼光看你，這樣還能安心度日嗎？

恐慌症與懼曠症

恐慌症的個案常合併懼曠症，罹患懼曠症的個案會不敢出門或是進入特定環境。深怕一旦在其中發病，將沒人能夠救他，

倘若非去不可，他們一定要有人同行，不然就不敢去。

　　懼曠症的「曠」常讓人誤會，以為懼曠症個案只會畏懼空曠的地方。其實只要是不能立刻脫身及找到協助的地方，諸如擁擠的人群、電影院、市場和飛機上，都可能會是懼曠症個案畏懼的地方。

懼曠症的診斷準則

　　根據《精神疾病診斷標準手冊》，懼曠症包括下列三種特徵：
1. 個案擔心自己身處於一些環境，萬一恐慌發作時，將會無法逃脫，或得不到救援。典型的環境包括：大客車、火車、群眾當中等等。
2. 個案會因此逃避前往這類環境，倘若非去不可，則會強行忍耐焦慮，或者請熟悉的人同行。
3. 沒有其他疾病能夠解釋個案的上述症狀。

　　許多懼曠症都會伴隨恐慌症一起出現。不過，也有少數懼曠症單獨出現，這類情形比較少見。有的研究者甚至認為：這些個案其實也有恐慌症，只是沒被發現。由於此類疾病仍有爭議，也跟本章主題無關，所以就不再多加討論。

懼曠症的盛行率

懼曠症的終生盛行率約為 2~6%，懼曠症跟恐慌症有密切的關係，約 75% 罹患懼曠症的人同時也罹患了恐慌症，懼曠症也常發生在遭逢創傷經驗之後，因此懼曠症與恐慌症時常一同討論。

恐慌症的病因學

為了解開恐慌症的發生之謎，研究者提出不少假說，積極探索可能的病因。到目前為止：研究的方向可歸納成三類，分述如下：

[自律神經]

從過去的研究發現：恐慌症個案的交感神經比較容易興奮，對刺激容易反應過度，刺激一再重複時，適應能力也比一般人緩慢。

[影像學]

然而光就交感神經病變不足以解釋恐慌症，研究者相信，恐慌症應該有潛在的腦部病變。一些以影像技術為基

礎的研究，發現跟恐慌症有關的部位是腦部的顳葉——尤其是海馬迴 (Hippocampus) 和杏仁核 (Amygdala) 的部位。

　　核磁共振 (MRI) 顯示罹患恐慌症個案的右側顳葉有萎縮的跡象。正子造影 (PET) 則發現個案的腦部血管調控發生障礙，血管有異常收縮的現象，如此會造成暈眩的現象，個案可能因此誤以為即將暈倒，越來越焦慮，最終導致恐慌症的發作。

[內分泌和構造]

　　目前發現罹患恐慌症的民眾，內分泌系統和構造都有異常的狀況。在內分泌系統方面包括了正腎上腺素 (Norepinephrine)、血清素 (Serotonin) 以及 γ- 氨基丁酸 (GABA)，都被認為跟恐慌症相關，其中以正腎上腺素影響層面最大。

　　腦部的構造方面，在腦幹（腦幹是正腎上腺素神經元與血清素神經元聚集的地方）、邊緣系統（可能跟預期性的焦慮有關）、前額葉皮層（可能跟畏懼與逃避行為有關聯）都可能和恐慌症相關，但確實的相關機轉仍有待研究。

[遺傳因素]

恐慌症有遺傳傾向。研究發現，恐慌症個案的一等親（如父母或子女），他們罹患恐慌症的機率比一般人高出四倍到八倍。

機率雖然高，恐慌症的一等親也有很多人不會罹患恐慌症，這顯示：遺傳雖然有其影響，但卻非絕對，它只是發病的部份原因而已，會不會發病，還得看其他因素來決定，如心理壓力等。

[社會心理因素]

除了遺傳與生理的因素以外，社會心理因素對於恐慌症的發作有不小的影響，其中以認知行為理論與精神分析理論兩者為主。

認知行為理論：

根據認知行為理論，錯誤的認知是造成恐慌發作的原因。透過古典制約，個案把一些無害的中性刺激跟恐慌發作聯想在一起，以後只要出現這些中性刺激，就很可能會誘發恐慌發作。舉例來說，某人在地下道中經歷了第一次

嚴重的恐慌發作，從此他只要一走進地下道，就會容易緊張，擔心再度發生恐慌發作。接著如果症狀持續惡化，他可能到地下室時也會擔心恐慌發作。到最後他什麼都怕，甚至連出門也不敢，深恐在外面發生恐慌發作，因此變成了懼曠症。

精神分析理論：

理論指出，恐慌之所以會發作，是因為深藏在潛意識中的焦慮浮現出來。比方說如果一個人在小時候，經歷家暴或意外事故，這恐懼的感覺深藏在心中。直到某一天，在類似的情境讓他聯想起孩時的恐懼，如此便誘發了恐慌發作。

至於為何到了某一天會突然發病？一種可能的說法是：某些心理壓力事件破壞了患者心理的穩定狀態，讓潛藏的恐懼浮現。儘管多數的恐慌症患者都否認有心理壓力事件，但進一步的探索卻證實：恐慌症患者在發病之初，同時存在有心理壓力事件的機率較高。

誘發因子

研究發現，有些物質或情境可能會誘發恐慌發作，這類誘發因子很多，大致可分成下列幾類：

[呼吸性誘發因子]

這類因子包括二氧化碳、乳酸鈉、重碳酸鹽，其作用機轉可能是由心臟血管的受器，將刺激透過神經傳入延腦，誘發恐慌發作。

[神經性誘發因子]

如咖啡或是一些藥物，它們可能會與腦中的神經傳導物質受器作用，誘發恐慌發作。

[其他]

除了上述兩者，過去也有人懷疑心臟的二尖瓣脫垂跟恐慌發作有關。二尖瓣脫垂是一種心臟瓣膜的病變，早期人們以為：恐慌症個案罹患二尖瓣脫垂的機率高於一般人，後續的研究卻否定這樣的看法。至今仍沒有證據顯示恐慌症跟二尖瓣脫垂有關。

恐慌症會痊癒嗎？

恐慌症是一種慢性的疾病，要緩解不難，但復發的機率也不低。相關研究顯示：

- 約 30~40% 的個案可以維持長時間不再發病。
- 約 50% 的個案偶爾會有輕微的發作，但還不至於嚴重影響。
- 約 10~20% 的個案會持續反覆發作，生活飽受威脅。

由於恐慌症會破壞個案的生活、人際關係、工作能力，憂鬱是很常見的一種反應，自殺的機率也會提高，有些人會嘗試藉酒消愁或濫用藥物，導致酒精或藥物成癮。

一般來講，若個案性格開朗、旁人支持度夠、發病前的社會資源較多、與發病後及早治療，之後的改善程度會比較好。

恐慌症的治療

前言

恐慌症的治療可以分成藥物治療與非藥物治療兩大類。至於這兩類治療的效果孰優孰劣，目前仍沒有定論，但研究顯示，兩者合併使用時效果最佳。

藥物治療

主要可以分成：

1. 安眠鎮定藥物：短期用藥，效果快，但長期使用會有成癮風險。
2. 抗憂鬱藥物 (抗鬱劑): 主要用藥，較不會成癮，但作用速度很慢，要有完整療效得花上好幾個禮拜。
3. 其他 : 如恩特來 (商品名 : Inderal/ 學名 : Propranolol): 可以改善心悸或是焦慮不安等部分症狀。

臨床使用上，醫生常會合併使用不只一種藥物，比方說利

用安眠鎮定藥物來快速改善焦慮、痛苦和失眠，再配合抗鬱劑藥物長期使用，改善症狀並減少復發。等到整體的症狀以及生活品質改善穩定後，再慢慢地將安眠鎮定藥物給慢慢停掉，但倘若藥物停得太快，復發機率很高。

非藥物治療

[暴露法]

暴露法 (Exposure therapy) 是治療恐慌症和懼曠症常用的方法之一，可以用來改善個案逃避的症狀。其中真實情境暴露法 (In vivo exposure) 會比想像性的暴露法效果還要好，暴露的情境跟實際狀況越相似效果越好，暴露的次數越多，能維持的效果也越長，最好暴露到個案的焦慮已經消除為止。

[呼吸訓練]

過度換氣 (Hyperventilation) 是恐慌症常見的症狀之一。因此學習適當的呼吸技巧，對於改善恐慌症來說是有幫助的。

[放鬆訓練]

常見的放鬆訓練包括了腹式呼吸和肌肉放鬆練習等，詳細的放鬆方法，可以參考本書第 07 章「消除焦慮自己來。」

根據研究統計，將近 47% 的患者在接受放鬆訓練後症狀會改善。但也有學者認為，放鬆訓練的效果不及認知行為治療，甚至還指出過早接受放鬆訓練，反而可能會讓認知行為的治療效果下降。

[認知行為治療]

認知行為治療是心理治療的一種，治療的重點在於改變個案的錯誤認知，與修正可能誘發焦慮的不適切行為，此外還可以合併肌肉放鬆技巧及呼吸訓練來減少焦慮。

有學者統計，如果認知行為治療合併了其他的治療，混合起來改善的比率可以高達 90%。但是如果個案本身有人格疾患的話，認知行為治療的效果就較差。

認知行為治療與藥物治療哪個比較好尚無定論，但有學者認為，經認知行為治療而改善的患者，復發機率低於藥物治療的患者。

嚴重的恐慌症患者可能會因爲恐慌發作送急診。

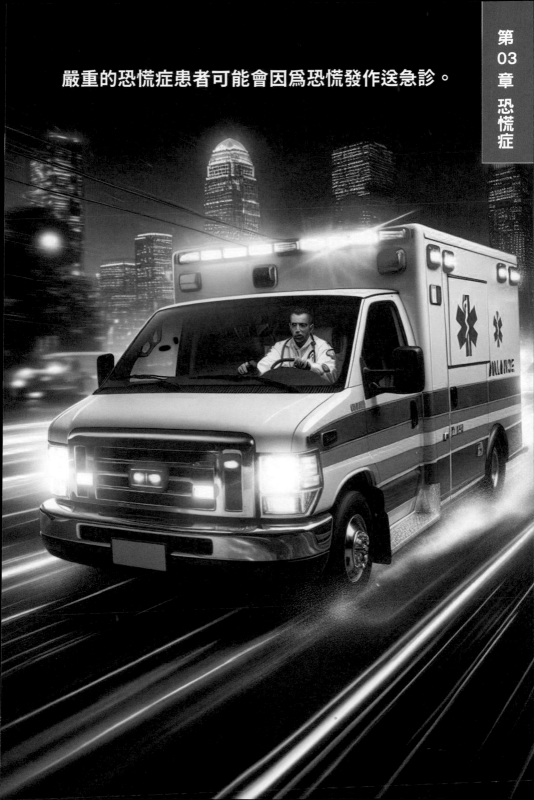

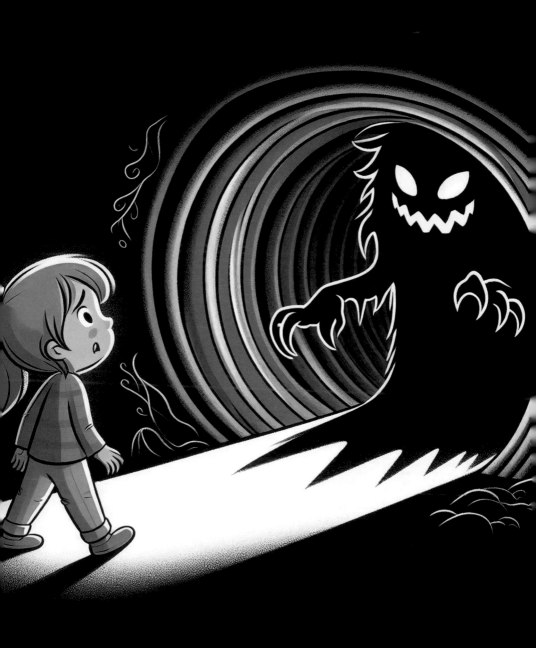

恐　懼　症

前言

　　「恐懼症 (Phobia)」也有人稱為「畏懼症」，讀者首先要注意的是，這與前面章節所提到「恐慌症 (Panic disorder)」是兩種不同的疾病，因為中文名稱相近而容易混淆，因此也有學者稱為「恐懼症」，以方便辨別。

　　目前精神醫學將恐懼症分成兩種，分別是「特定恐懼症 (Specific phobia)」和「社交恐懼症 (Social phobia)」。筆者認為，恐懼症是值得一提的疾病，雖然它不像憂鬱症、躁鬱症、多重人格或恐慌症等心智疾患那麼「赫赫有名」，也因此常常被社會大眾所忽略。但其實恐懼症充斥在我們生活之中。有的民眾罹患恐懼症而不自知，有的則是因為不太會影響到日常生活，所以沒去就醫。

　　比方說，你是否聽過有人自稱自己有「懼高症」？這群患者不敢爬到太高的地方、怕過獨木橋、怕由大樓往下看、更不敢搭「雲霄飛車」、「自由落體」或「大怒神」等遊樂器材。另外，筆者在兵役體檢時曾遇到役男因「暈針」而昏倒，這些

人一見到血就會昏厥，他極有可能罹患了「懼血症」。懼高症和懼血症，其實都是屬於特定恐懼症中的一個次分類。詳細分類在後方章節會介紹。

- 特定恐懼症：過度害怕特定的物品或環境。通常會害怕因此遭受到傷害或失控。比方說極度害怕搭電梯，會在電梯門關起後昏倒。

- 社交恐懼症：過度害怕特定社交場合，擔心會造成尷尬的情況或感到羞愧。比方說害怕在公開場合表演或致詞。

流行病學

　　恐懼症是美國最常見的心智疾患之一，經統計，恐懼症的盛行率約高達 5%~10%。雖然恐懼症這麼常見，但是其實很多病患都因為症狀不嚴重，或者沒有影響到生活功能太多而未就醫，因此這統計數字恐怕還是被低估的。

病因學

[行為學觀點]

西元 1920 年，美國學者 Watson 做了個實驗，他先給予動物一個中性的刺激 (比方說給他看黃色的圖形)，之後再給予該動物一個驚嚇的反應 (比方說用尖銳物去刺牠)，讓該動物感到恐懼，連續數次之後，這個一開始的中性刺激，就變成會引起焦慮的刺激，成為一種制約反應，就像是有名的「巴夫洛夫 - 鈴鐺與狗的實驗」[註]。

在典型的制約理論當中，只要這個行為模式沒有被不斷強化或反覆施行，制約反應理論上會慢慢減弱。(比方說後來看到黃色會比較不害怕。)

但在患有恐懼症的病人身上，隨著時間流逝，卻看不到制約反應弱化的現象，甚至一直在沒有明顯強化因子的狀況下，制約反應依舊持續好幾年。學者為此提供了一個可能的行為學理論：焦慮是人類用來逃避傷害的一種情緒

......

【註】：巴夫洛夫是古典制約反應的重要歷史人物，他利用「條件反射」，讓一隻狗聽到一聲鈴聲後，就給他食物，久而久之，狗在聽到鈴聲後，本能地會聯想起食物，並流下興奮的口水。這鈴聲和流口水就變成了一種古典制約反應。

機制。人類會在某種情境下，學習到如何避免會誘發焦慮的可能因子。這種逃避的行為，可以減少焦慮的產生，所以就某種程度來說，本身「減少焦慮的行為」就是種強化因子，才讓制約反應持續存在。

[心理學觀點]

　　有學者認為，恐懼是焦慮到達極限的表徵，佛洛伊德認為焦慮是一種訊號，是潛意識想告訴「本我」心底有個被壓抑的慾望，這慾望可能跟孩童時期的心理衝突或爭執有關。也就是說，恐懼症的源頭是來自孩提時期的某個事件，該事件一直留在潛意識中未被解決，進而在未來引發焦慮，甚至發展成恐懼症。

[學習觀點]

　　另外也有學者認為，恐懼症也可能是來自於家族成員間的相互學習，比方說如果母親一看到蟑螂就會恐慌和尖叫，也不斷告訴女兒蟑螂多麼可怕，那女兒耳濡目染之下，未來也可能會跟母親一樣，對於蟑螂特別感到害怕以及恐慌。

特定恐懼症

前言

　　特定恐懼症的害怕對象包括了特定環境、血液、打針和傷害等都很常見，機率由高至低分別是特定動物、風暴雷電、高度、疾病、傷害及死亡。

流行病學

　　特定恐懼症比社交恐懼症更常見，是女性所有心智疾患中最常見的疾病。在男性，則是第二常見的心智疾患 (第一常見的是物質相關疾患)。經統計，女性罹患特定恐懼症的比例 (13.6%~16.1%) 約是男性 (5.2% ~6.7%) 的兩倍。

　　最常發作的年齡是 5~9 歲，但情境型的特定恐懼症，比較常在 20 多歲發作。

特定恐懼症的診斷準則

如果同時符合 [準則 A] 到 [準則 G]，那很有可能已經罹患了特定恐懼症。

[準則 A] :

針對特定物體或情境 (如在高處、看見動物、被打針或看見血等)，有明顯過度或不合理的持續害怕。

[準則 B] :

暴露於畏懼的物體或情境後，幾乎必然會引發焦慮反應，且是立即發生的。

此焦慮反應可以分為：
- 必受情境觸發型 (Situationally bound)
- 易受情境觸發型 (Situationally predisposed)

[準則 C] :

能理解自己的害怕是過度或不合理 (但兒童未必有此特質)。

[準則 D] ：

　　會逃避所害怕的刺激，或是懷著強烈的焦慮或痛苦忍耐著。

[準則 E] ：

　　針對所害怕刺激的逃避行為、預期性的焦慮、或身處其間
　　的痛苦，已經嚴重干擾正常生活、職業（學業）功能、社
　　交活動或社會關係；或這人對此恐懼症感覺十分苦惱。

[準則 F] ：

　　若年齡未達 18 歲，症狀需已延續至少需六個月。(若滿 18
　　歲則無須特定時間長度。)

[準則 G] ：

　　這些因特定物體或情境產生的焦慮、恐慌發作或逃避行為，
　　無法以其他精神疾患做更佳解釋。（ 如強迫症、創傷後壓
　　力症候群、社交恐懼症、恐慌症或懼曠症等。 ）

共病性

有特定恐懼症的人，50~80% 會合併其他的焦慮疾患、情緒疾患或物質濫用。

類別

特定恐懼症的害怕對象包括了特定環境、血液、打針和傷害等都很常見，機率由高至低分別是特定動物、風暴雷電、高度、疾病、傷害及死亡。

恐懼症類別	舉例
動物	蛇、昆蟲、蜘蛛
自然環境	颱風、懼高、水、打雷、地震
血、注射、受傷	血、針筒注射、受傷、醫療手術
情境	搭大眾交通工具、進隧道、進電梯、搭飛機、密閉空間
其他	怕噎到、怕被傳染、大聲噪音

特定恐懼症的治療

前言

　　特定恐懼症的治療主要以非藥物治療為主，藥物為輔。而非藥物治療大致上包括了行為治療 (Behavioral therapy)、認知治療 (Cognitive therapy) 和眼動身心重建法 (Eye movement desensitization and reprocessing，簡稱 EMDR) 等方式。目前研究認為利用綜合方式治療的效果會比採用單一治療法還好。

行為治療

　　行為治療 (Behavioral therapy) 包含了許多種方式，主要是藉由讓個案暴露在害怕的情境之中，且減少個案害怕、恐懼或逃避的反應。目前被證實是快速且有效的治療方式。暴露法應該盡可能地重複練習，次數由每天一次到每週一次之間。暴露在真實情境或許會比想像情境有效，但是兩者都能夠減少恐懼症的焦慮與擔心。暴露治療法 (Exposure therapy) 採用的方式可以考慮系統減敏法 (Systematic desensitization) 和洪水治

療法 (Flooding)，雖然兩者都被證實有效，但有的學者認為系統減敏法的治療步調，似乎對個案來說較為舒適。但有的學者則認為洪水治療法效果較快且較為有效，但無疑也會有造成心理不適的可能性。

[系統減敏法]

系統減敏法 (Systematic desensitization)，由古典制約理論發展而來，之後由學者 Wolpe 所倡導，是目前應用最廣的行為療法。系統減敏法是藉由漸進的方式，讓患者先學習放鬆，之後再有計畫地讓個案逐步面對所恐懼的事物或情境，逐步克服各個難關。

通常個案經由治療師協助，想像特定的情況與情境。由較不可怕的情境，漸漸到最恐怖的情境。在過程中，患者的緊張度與焦慮度會逐步提高，甚至可能會有情緒和動作上的反應 (如發抖與哭泣。) 但治療師會適時讓患者停止想像並放鬆，讓個案不再緊張，之後治療師再指導個案進行下一步驟的焦慮情境。

治療師會分析引起焦慮行為的刺激，建立焦慮情境的階層，然後教導當事人配合想像的影像去練習鬆弛的方法。

引起焦慮的情境在想像時會從威脅最小的漸增到威脅最大的，並且焦慮的刺激配合鬆弛訓練會重複出現，直到刺激與焦慮反應之間的聯結關係消除為止。其三個基本步驟為：

1. 鬆弛訓練 。

2. 訂出焦慮階層表。

3. 進行系統性逐步減少對焦慮敏感的程序。

[洪水治療法]

洪水治療法 (Flooding)，屬於較激烈的治療方式，通常會由治療師呈現最容易引起個案焦慮的真實事物或是情境，呈現方式可以是想像、真實 (In vivo) 或是虛擬實境。洪水治療法會讓患者的焦慮瞬間達到巔峰，訓練患者對於焦慮的耐受性，等到適應之後，同樣的事物或情境就不容易引發強烈焦慮，治療的療程要持續到焦慮完全消除為止。

部分研究指出，藉由真實事物或情境去引發焦慮，治療效果會比想像或虛擬的方式還好。

另外因為洪水治療法沒有像系統減敏法一樣循序漸進，也沒有搭配放鬆訓練，因此不是每位患者都一定適合，也有造成心理創傷的可能，所以要審慎評估與應用。

認知治療

目前臨床治療上，大都合併行為治療以及認知治療，很少單獨只用認知治療。認知治療 (Cognitive therapy) 的理論認為，任何會提高焦慮的認知都需要修正。

比方說當個案面對害怕的情境時，教導個案學習冷靜，重新評估狀況與歸因，將易感到焦慮的錯誤認知修正，建立一個較健康的新認知。

眼動身心重建法

眼動身心重建法 (EMDR) 是種較新的治療方式，起初主要是用來治療創傷後壓力症候群 (PTSD)，後來部分學者發現，EMDR 也可以用來改善特定恐懼症個案的症狀及逃避行為。但是也有學者持反對意見，認為治療特定恐懼症應該先以暴露法為主。(關於 EMDR 的詳細介紹，請見本書第 59 頁。)

藥物治療

目前臨床治療上並沒有針對特定恐懼症的的藥物。至於特定恐懼症造成的焦慮、逃避與不適，部分醫師認為可以短期開立安眠鎮定藥物中的苯二氮平類藥物 (BZD) 來改善症狀，但是目前沒有明確證據支持長期使用藥物。

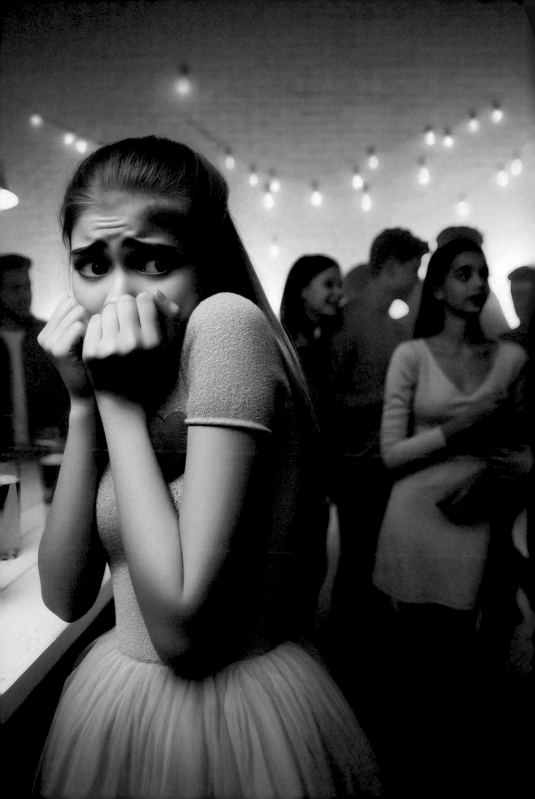

社 交 恐 懼 症

前言

　　社交恐懼症的患者，對於上台報告、公開表演都感到極度焦慮及惶恐。甚至到了台上會發抖、心悸或無法言語。

流行病學

　　社交恐懼症的終生盛行率約 3%~13%。女性比男性容易罹病。最常發作的年齡是在青少年時期。

共病性

　　有社交恐懼症的人，容易與其他焦慮疾患、情緒疾患、物質濫用、暴食症或迴避型人格疾患等共病。

社交恐懼症的診斷準則

　　如果同時符合 [準則 A] 到 [準則 H]，那很有可能已經罹患了社交恐懼症。

[準則 A] :

對社交情境有明顯過度或不合理的持續害怕。(如與不熟悉的人相處；害怕自己因行為失當導致被羞辱等。)

若個案是孩童，必須確定其已有社交能力，而且準則 A 的焦慮不是只有出現在跟成人互動的情境，在與同儕團體互動的場合中也會出現。

[準則 B] :

暴露於此社會性或操作性情境幾乎必然引發立即的焦慮反應。此焦慮反應以必受情境觸發型恐慌發作或以易受情境誘發型恐慌發作的形式出現。(兒童可能以哭泣、發脾氣、戰慄或從不與不熟識的人相處的社會情境退縮來表現)

[準則 C] :

能理解自己的害怕是過度或不合理 (但兒童未必有此特質)。

[準則 D]：

會逃避所害怕的刺激，或是懷著強烈的焦慮或痛苦忍耐著。

[準則 E]：

針對所害怕刺激的逃避行為、預期性的焦慮、或身處其間的痛苦，已經嚴重干擾正常生活、職業（學業）功能、社交活動或社會關係；或是這人對此恐懼症感覺十分苦惱。

[準則 F]：

若年齡未達 18 歲，症狀需已延續至少六個月。（若滿 18 歲則無須特定時間長度。）

[準則 G]：

這些症狀並非是由於某種物質使用（如：藥物濫用、臨床用藥）或一些生理狀況所造成，也無法以一些其他精神疾患（如恐慌症）來解釋。

[準則 H]：

準則 A 的害怕與一些生理狀況（如口吃、巴金森氏病）或其他精神疾患無關。

病因學

　　社交恐懼症的病因學相當複雜，迄今尚未完全被瞭解，但研究發現，如果民眾的一等親中有人罹患社交恐懼症，那該民眾罹患社交恐懼症的機率是一般人的三倍。另外同卵雙胞胎同時罹病的機會，也比異卵雙胞胎還高，這說明了社交恐懼症跟遺傳和基因有一定程度的關連。

社交恐懼症的治療

患有社交恐懼症的個案，在跟別人相處時會感覺到焦慮。但是每個個案所擔心的情境和對象都因人而異，因此要改善社交恐懼症，必須先了解個案本身害怕與人接觸的前因後果，以及背後可能潛在的影響因子。一般來說，治療社交恐懼症也是採用非藥物的治療方式為主軸，其中包含了放鬆訓練以及認知治療。

認知治療

在我們學習認知治療之前，我們要知道，事實上並沒有特定的事物會直接引發人們害怕或悲傷的感覺，影響的主要因素其實是人們自己的觀點與認知。在「非洲賣鞋」、「莊子喪妻卻鼓盆而歌」和「塞翁失馬」等故事中，我們可以看出，同樣的一件事情，有人會用正面積極的眼光來看，有人則以悲觀消極的態度來面對，因此認知治療主要是希望改變這些錯誤的認知，藉此改善社交恐懼症個案在人際互動上的困擾。

所以再次強調，「我們對於事物的認知方式，會決定我們

的情緒和反應。」而認知方式會受到下列幾項因素的影響：

1. 過去相似情境裡的經驗。
2. 人格特質，包括我們的人際關係敏感度、對自己的感覺和想法。
3. 社會、文化或世界的觀點。

罹患社交恐懼症的個案，常過度悲觀或做了不符合現實的推論，導致自己的人際關係與社交功能因此受到影響。但要改變認知方式，需要個案主動積極的參與，才能達到治療的良好效果。

社交恐懼症最常見的情緒反應是焦慮，在人類發展初期，當時因為生存環境嚴苛，人類要同時面對惡劣環境以及洪水猛獸，因此生存要仰賴部落群體的認同，所以社交行為若被群體所排斥，個案極有可能會遇到生存上的困難，焦慮便因此而生。

社交恐懼症的焦慮也能視為「過度在意別人的看法」，若個案能夠更了解自己的狀況以及發現自己錯誤的認知方式，那已經踏出改善的第一步。

系統減敏法

　　系統減敏法藉由漸進的方式，讓患者先學習放鬆，之後再有計畫地讓個案逐步面對所恐懼的事物或情境，逐步克服各個難關。

　　通常個案經由治療師協助，想像特定的情況與情境。由較不可怕的情境，漸漸到最恐怖的情境。在過程中，患者的緊張度與焦慮度會逐步提高，甚至可能會有情緒和動作上的反應（如發抖與哭泣。）但治療師會適時讓患者停止想像並放鬆，讓個案不再緊張，之後治療師再指導個案進行下一步驟的焦慮情境。

　　治療師會分析引起焦慮行為的刺激，建立焦慮情境的階層，然後教導當事人配合想像的影像去練習鬆弛的方法。引起焦慮的情境在想像時會從威脅最小的漸增到威脅最大的，焦慮的刺激配合鬆弛訓練會重複出現，直到刺激與焦慮反應之間的聯結關係消除為止。其三個基本步驟為：

1. 鬆弛訓練 。
2. 訂出焦慮階層表。
3. 進行系統減敏感程序。

洪水治療法

洪水治療法 (Flooding)，是治療師讓患者瞬間暴露於恐懼的事物之中，就如同洪水般一股腦兒襲來，治療師有時候會使用較為誇大的描述，刻意激發患者的緊張情緒，但隨著時間一分一秒過去，他們會發現這些可怕的事物，實際上並沒有想像中的可怕，進而逐漸降低焦慮和害怕。

洪水治療法的步驟中，沒有像系統減敏法一般利用循序漸進的放鬆訓練與建立忍受梯度。

藥物治療

服用適當的抗憂鬱藥物、安眠鎮定藥物或是其他可以緩解緊張或焦慮情緒的藥物，都是可以考慮的治療方案。比方說即時的焦慮就及時服用一顆贊安諾 (Xanax)，或是心悸的時候服用一顆恩特來 (Inderal) 等。

團體治療法

　　團體治療法能夠藉由團體的人際互動，促使個案透過觀察、學習、體驗和認識自我，達到改善的目標。在恐懼症的團體治療中，可以綜合使用暴露療法、社交技巧訓練、認知行為療法來進行治療。

　　在團體治療過程中，團體成員得到支持、接納、被允許、被理解、被諒解、被尊重、被愛，讓團體每位成員對自己的社交能力有一個新的認識，大多數恐懼症的個案通過團體治療能改善不少。團體治療法有幾個優點：

1、為每位個案提供一個安全、信任的環境，讓每位個案安心接受治療。

2、在團體中，藉由個案間的相互支持、理解、接納包容，團體成員很容易發現自己的問題，進而調整自己。

3、團體本身也是一個小社會，每位成員在團體中的改變，能夠很容易帶到現實生活中去，從而提升生活的品質。

4、相對於個案一對一心理治療的高昂費用，團體治療較多人參與，花費較少。

呼吸與肌肉放鬆訓練

[減緩呼吸技術]

部份學者認為，呼吸的速率如果比需求的程度還高，會引發焦慮的感覺，「過度換氣」就是一個例子。

減緩呼吸技術會讓你的呼吸速率盡量控制在每分鐘十次。一開始練習的時候，最好準備一個手錶，一開始先做一下中等程度的深呼吸，先不要吐氣，憋住大約 5~6 秒，心裡想著「我要放鬆」，接著慢慢的把氣吐出來。之後的吸氣和吐氣大概控制在各三秒，如此反覆練習，控制練習在一分鐘呼吸十次左右。下一分鐘的一開始再度深吸氣後，憋住 5~6 秒後慢慢吐氣。之後再接著反覆練習。建議每天做四次，一次五分鐘，慢慢的就會越做越順手，變成一種會自動放鬆的習慣。在焦慮的時候就可以很快冷靜下來。

但是有時候在一些焦慮度突然升高的場景，可能來不及或也沒有辦法使用減緩呼吸技術，這時候可以先使用「暫停法」，先行到另外一個安靜的地方，使用減緩呼吸技術。

[肌肉放鬆訓練]

　　這裡的肌肉放鬆訓練指的是「漸進式肌肉放鬆訓練」，需要透過反覆練習才能精準掌握住技巧。

　　漸進式肌肉放鬆法乃是先藉由繃緊某塊肌肉 6~7 秒，但請注意不要用力過度反而造成肌肉受傷，體驗肌肉在這緊張狀態下的感受，接著很快地放鬆肌肉，體驗肌肉放鬆的感覺，放鬆約持續 30~40 秒。同塊肌肉可以做兩次放鬆訓練。每次練習大約 15~30 分鐘不等，視所訓練的肌肉數目而定。

　　一般會練習的肌肉包括了手掌、手臂、手肘、前額、眼睛、鼻子、下顎、嘴巴、頸部、肩膀、胸部、上背部、臀部、大腿、小腿、腳掌和腳趾等。

　　在學習肌肉放鬆法時，建議大家自己建立一個適當的放鬆順序來練習，等到駕輕就熟時，放鬆訓練能夠使全身肌肉都得到一個良好的放鬆狀態。利用肌肉放鬆訓練，我們除了可以藉此了解身體哪塊肌肉較常處於緊繃的狀態，也可以藉此體會到肌肉緊張與放鬆時的差別。

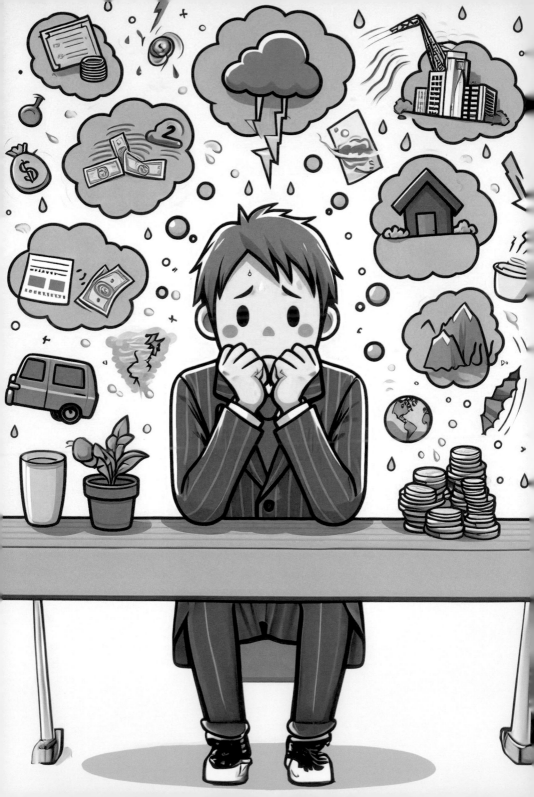

廣泛性焦慮症

前言

　　廣泛性焦慮症 (Generalized anxiety disorder，簡稱 GAD) 是相當常見的心智疾患，其症狀與一般民眾口中的「焦慮症」相似。廣泛性焦慮症的患者，可以用俗語說的「擔心東、擔心西」來形容，這些患者的擔憂，常像流水般飄無定向 (Floating anxiety)，他們的焦慮沒有特定的對象或情境，而是廣泛性的擔憂許多事物，甚至會在生活的各個層面都會發生。

　　比方說如果有一位民眾，他每天上班都會擔心自己做不好被老闆開除，吃飯的時候擔心吃多會胖，下班的時候又擔心自己會出車禍，回到家又擔心明天工作會做不完。這些擔心與焦慮，可能會伴隨著一些身體或行為的症狀，比方說：心悸、坐不住、頭暈、失眠、全身緊繃、注意力分散、疲憊或頻尿等，那這位民眾很可能已經有廣泛性焦慮症的相關症狀。

流行病學

經統計，女性的罹病人數約是男性的兩倍。終生盛行率約為 5%~8%。發病時期大約是青春期晚期或成人早期。

廣泛性焦慮症的診斷準則

如果同時符合 [準則 A] 到 [準則 F] 全部的要求，那很有可能已經罹患了廣泛性焦慮症。

[準則 A]
對於生活或工作事物有過度的擔心以及焦慮，時間必須達六個月以上。

[準則 B]
病患發現很難去控制這種焦慮。

[準則 C] 有以下三項以上的症狀：
(1) 坐立難安或是一直感到煩躁
(2) 容易疲勞

(3) 注意力難以集中或常常腦袋一片空白

(4) 易怒

(5) 肌肉緊張

(6) 干擾睡眠 (不容易入睡、不容易維持睡眠或睡眠品質不好。)

[準則 D]

這些焦慮或擔心不是由恐慌症、強迫症、慮病症 (Hypochondriasis)、創傷後壓力症候群或社交恐懼症所引起。也不是因為特定情況造成,如被迫跟家人突然分隔兩地。

[準則 E]

這些焦慮、擔心或身體症狀,讓病患相當憂鬱,或因此影響到生活功能。

[準則 F]

這些症狀不是因為一般醫學疾病或使用某些物質所造成,也不是由於情感性疾患、精神病疾患、或廣泛性發展疾患所造成。

病因學

其原因尚未十分明瞭，目前認為遺傳、環境以及生長過程都與廣泛性焦慮症的成因有關。

[生物學]

關於廣泛性焦慮症的生物學病因探討，目前醫界尚未完全了解。根據現有的研究指出，廣泛性焦慮症與人體內的 GABA(γ- 氨基丁酸) 及血清素有一定的關聯性。

關於 GABA 的研究中發現，廣泛性焦慮症的患者，血小板以及淋巴球表面的 GABA 受器[註]有結合較少的情形，因此這些患者容易感到莫名的焦慮與不安。

關於血清素的研究中發現，廣泛性焦慮症的患者，他們在腦中特定部位的血清素濃度較低，而血清素過低有可能會出現憂鬱或不快樂的反應。

....

【註】：GABA 是一種中樞神經的抑制性神經傳導物質，GABA 在人體內受器有三種，分別為 $GABA_A$、$GABA_B$ 和 $GABA_C$。GABA 與受氣結合會降低細胞膜電位，不利神經傳導和活化，在人體可以達到放鬆效果。而神經傳導過度活化往往是許多疾病發生的原因。

[心理動力學]

　　有學者認為廣泛性焦慮症患者的人格特質，在面對壓力時，會有適應不良、憂鬱或是身體不適等反應。也有學者認為是由於心中有長期的內在衝突導致。

　　根據佛洛伊德的理論，廣泛性焦慮症可能與兒童時期有未解決的焦慮有關。根據客體關係理論[註] (Object-relations theory)，廣泛性焦慮症可能跟孩童時期父母過分嚴厲，導致個案總是恐懼不好的事物會發生有關。但是如果父母過分保護，個案也可能會害怕失去美好的事物。這些心中的長期焦慮，內化之後延續到成年，便可能造成廣泛性焦慮症。

　　根據認知行為理論，廣泛性焦慮症是人們的錯誤認知所致。人們只看負面的消息，忽視正面的訊息，貶低自己解決問題的能力，高估問題的嚴重性，再經過制約反應，日常生活中每件事都變成了具有誘發焦慮的「線索」，患者自然長期處於驚恐狀態。精神動力學說則相信：這樣的焦慮來自內在衝突，患者因為衝突過大，自我又無法解決，只能讓龐大的焦慮流入意識，自然造成廣泛性焦慮症。

....

　　【註】：客體關係理論源自精神分析理論，修正了佛洛依德心性發展的理論，認為早期幼兒與母親建立的關係模式，將會反映到日後的人際關係型態。客體關係是指一個人內在精神的人際關係型態模式，其核心概念是相信人最終的目的是為了和另一個人保持關係，而非尋求滿足。

[影像學]

　　根據影像醫學的研究，藉由正子攝影 (PET) 可以發現廣泛性焦慮症患者在腦中的基底神經核和白質部分的代謝活性較低。

[腦波]

　　根據睡眠的腦波圖 (EEG) 可以發現，廣泛性焦慮症的患者睡眠容易中斷，第一期、第四期和 REM 睡眠較短，這些睡眠腦波的異常，跟憂鬱症患者的腦波類似。

共病性

　　廣泛性焦慮症較少單獨發生，常會伴隨其他的焦慮疾患、憂鬱症或是物質濫用等疾病。不過廣泛性焦慮症本身也可以單獨存在，在治療時，應全盤考量，並且評估是否有共病的現象出現。

廣泛性焦慮症的治療

前言

廣泛性焦慮症的治療跟其他焦慮疾患類似，目前對於廣泛性焦慮症最有效的治療方式是同時使用藥物治療與非藥物治療。治療時，治療師也必須協助患者找出可能誘發焦慮的事物，（如忙碌的工作、吵鬧的環境或是飲用大量咖啡），並試著減少或避免這類會誘發焦慮的事物。

非藥物治療

可以考慮使用的非藥物治療，包括了認知行為治療、支持性心理治療、放鬆訓練、暴露法以及精神分析。

[認知行為治療]

擔憂是廣泛性焦慮症的核心症狀，廣泛性焦慮症的個案，常常難以控制他們的焦慮與擔憂，害怕的程度也常超出合理範圍，這些認知方面的錯誤適合認知行為治療修正。

[支持性心理治療]

治療師透過同理心，理解接納患者的焦慮與痛苦，協助患者放輕鬆並感到安心，建立良好的醫病關係。但通常會合併其他的治療方式，達到比較長期且有效的治療效果。

[暴露法]

暴露法可以請個案重複想像「最壞的結果」，讓其對於這些擔憂逐漸適應，並且可以跟治療師公開討論這些令他擔心的結果，以及討論如何面對它們。

[精神分析]

精神分析理論者不強調減低焦慮，它著重於人們抗壓能力的提升。精神分析理論者會協助患者使用較有效的心理防衛機轉與調適策略，讓患者可以有效的面對壓力、調適自己。

藥物治療

在治療藥物當中，通常會考慮使用的藥物包括了下列幾大類：

[苯二氮平類藥物 (BZD 藥物)]

臨床上對於治療廣泛性焦慮症來說，效果較快的是使用安眠鎮定藥物，其中以苯二氮平類藥物 (BZD) 為最常見，它們可以於短時間內 (如幾十分鐘內) 快速降低焦慮，但由於大部分廣泛性焦慮症患者都是相當長期的 (甚至幾十年)，所以在使用藥物時，要小心藥物副作用或是成癮問題。因此，在使用的時候一定要跟醫師商量藥物劑量和治療療程。劑量最好維持在有效的最低劑量，療程也盡量不宜過長。

另外也必須提醒患者，症狀改善後不能斷然自行停藥，不然可能會有戒斷症狀[註] (Withdrawal symptom)。使用安眠鎮定藥物期間也可能會出現一些副作用，常見的包括了注意力下降、跌倒、手腳無力、嗜睡、失憶或夢遊等。

....

【註】：戒斷症狀指的是使用特定藥物一陣子後，突然減藥或停藥後產生不良反應。安眠鎮定藥物的戒斷症狀，包括了焦躁、失眠、癲癇、肌肉緊繃、心悸和手抖等。

[非苯二氮平類藥物 (Non-BZD)]

　　Non-BZD 藥物中的「普思 (Buspirone)」，它是美國少數官方核准可以用來長期治療廣泛性焦慮症的藥物。因為它副作用較安全，長期使用也較不會成癮。但缺點是效果相當慢，

[抗憂鬱藥物]

　　除了安眠鎮定藥物之外，還可以用抗憂鬱藥物來治療，它們可以提高血液中的血清素 (Serotonin)。一般來說，抗憂鬱藥物至少要連續吃 3~4 週才會有較完整的療效。

台灣的治療生態

目前廣泛性焦慮症最佳的治療方式，是藥物加上心理治療。但由於在台灣要尋求心理治療相對不容易。另外也要考量心理治療所要花費的時間相當長（可能從數個月到數年不等）和不便宜的費用。

因此台灣最普遍的治療方式是藥物治療，通常一開始會同時使用安眠鎮定藥物和抗憂鬱藥物，前者見效快，有成癮危險；後者見效慢，卻沒有成癮危險。先讓安眠鎮定藥物發揮效果，等到抗憂鬱藥物也開始生效時，就逐漸把安眠鎮定藥物減量。如此的起始治療效果較好，也較不會成癮。

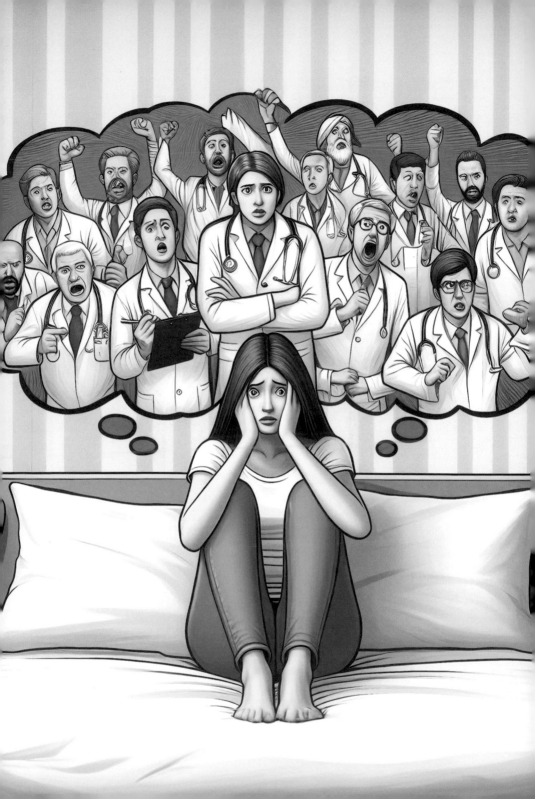

慮 病 症

前言

　　身心健康是人類自古以來的夢想，沒有人會不擔心自己生病，但有些人的擔心卻超過了合理的程度，以致於時時刻刻活在焦慮恐懼之中。如果您常擔心自己罹患了一種嚴重或罕見的疾病，但多次去看不同的醫師，醫師都診斷沒有問題，甚至還被別人責備「無病呻吟」，那要小心自己有罹患慮病症的可能。

　　慮病症的英文是「hypochondriasis」，源自於古醫學名，原來字義指的是肋軟骨下方 (Hypochondrium)，泛指肋骨下的腹部區域，因為過去許多人會抱怨肋骨下的腹部有許多不適症狀，但當時沒有科技和證據來支持這些疾病，但這些病人堅信自己罹患嚴重疾病，後來才被引申為現在的慮病症。

　　慮病症不屬於焦慮疾患 (Anxiety disorder)，而是屬於身體化疾患 (Somatoform disorder) 中的一種。因為部分民眾深為慮病症所苦，因而在此特別收錄此章節。

流行病學

　　慮病症的盛行率約為 4%~6%，但也有部分研究指出盛行率達到 15%。男性和女性的比例差不多，發病的年齡可能在任何年齡層，但最常出現的是在 20~30 歲之間。另外有些研究指出黑人患病的比例較白人高，但社經地位、教育程度和婚姻狀態對罹病率則沒有影響。

　　根據研究，約有 3% 的醫學生曾經有慮病症傾向，這可能跟他們時常會接觸到疾病以及相關知識有關，但另一方面醫學生的臨床經驗相對不足，因此常導致他們會擔心自己可能罹患了某種正在學習的疾病，但是大部份醫學生的慮病症傾向都是短暫並會改善的。

症狀

　　慮病症患者大多堅信自己罹患了某種嚴重的疾病，儘管經過許多醫師的診治以及檢查，認為個案沒有該疾病，個案仍堅持自己罹患該病。疾病的種類可能會隨著時間而有所改變。(前提是這些想法必須未達到妄想的程度。)

　　慮病症常見表現方式有兩種，一種是把正常的生理變異當

作病態而擔心不已。另一種則是有某些小毛病卻反應過度，恐怕自己患有什麼嚴重的疾病。

　　患者常會害怕自己若不看醫師或做檢查，就無法預防或阻止某種嚴重疾病的進行。患者可能會抱怨身體的任何地方，有時是對身體的感覺過分在意，有時則是錯誤解讀。

　　造成慮病症的原因很多，表現方式也不全然相同，和各民族的文化和社會價值觀有密切的關係。如近年來經大眾傳播媒介廣為報導渲染的疾病，如梅毒、愛滋病、B型肝炎、流感病毒、諾羅病毒、新冠病毒或癌症等，也可能成為慮病症患者憂慮的源頭。

　　另外慮病症的患者也常會合併一些焦慮和憂鬱的症狀。

慮病症的診斷準則

　　根據精神疾病診斷與統計手冊，如符合下列 6 項，那有可能已經罹患了慮病症，如有需要協助，請向醫療相關體系求助。

1. 病人因錯誤解釋身體症狀，而且認為自己罹患嚴重疾病，而症狀與妄想無關。
2. 縱然已經有適當的檢查及再三確認沒有病，病人仍不相信。
3. 慮病症的相關症狀，要排除是妄想症或妄想型精神分裂症所引起，也要排除病人過度在乎自己的外表所導致。

4. 症狀造成社交、工作等重要功能缺損。

5. 症狀持續時間至少達 6 個月。

6. 個案須沒有罹患廣泛性焦慮疾病、強迫症、恐慌症、重鬱症或其他身體化疾患，有前述疾病的話，優先以前述疾病當作主要可能診斷。

病因學

目前關於慮病症的病因學，有幾種可能的理論。

第一種是這些罹患慮病症的人常錯誤或過分解讀自己身體的不適，導致間接強化這些不舒服的感覺。他們對於一些疼痛或是不適感也較為敏感，加上自己錯誤的認知想法，導致慮病症的表徵及結果。

第二種理論是慮病症其實是種社交學習的產物，這些慮病症的患者，可能在意識或潛意識層面，希望自己在現實生活中能扮演病人的角色，藉此躲避一些無法解決或是無法面對的問題。

第三種理論是慮病症其實是其他心智疾患的變形或是副產物，比方說憂鬱症或是焦慮疾患最常有類似的相關症狀。根據研究，80% 慮病症患者本身也罹患了憂鬱症或是焦慮疾患。

第四種理論則是由精神動力學派提出，根據這理論，他們

認為慮病症的患者，本身可能具有對他人的憤怒、敵意以及攻擊欲望，但這些心理動力被患者轉化成身體的不適，藉此讓他人幫助自己，自己再斥責這些幫助沒有幫上任何忙。另一方面，慮病症患者也認為自己過去曾經犯下某種過錯，身懷罪惡感，因此潛意識藉此來懲罰自己。

治療

慮病症患者的治療主要以非藥物方式為主，但大部分的慮病症患者起初都會拒絕精神科的治療，這時候團體治療或許對他們來說是有益處的，因為藉由團體治療，可以讓他們了解到原來不少人也有類似的遭遇和痛苦，也可以減少他們的焦慮程度。另外一些心理治療(如認知行為治療、支持性心理治療)，對於改善病情都有助益，另外盡量協助個案面對與調適生活的壓力，以免會為了躲避無法處理的問題或壓力，而持續加重慮病症的症狀。

藥物治療方面，只有在個案同時有焦慮症狀和憂鬱症狀時，才建議使用。但是有些慮病症可能是先前罹患其他疾病，例如精神分裂症、憂鬱症、焦慮症、恐慌症、強迫症或其他的身體化疾患衍生出的症狀，這時治療必須先針對原來的疾病治療。

除了治療以外，適當的例行性健康檢查是必要的，一來可以讓這些個案較為安心，比較不會一直擔心自己身體有迫切性疾病的問題，二來也讓他們了解到大家是相當重視他們的內心感受。而某些個案希望做醫療檢查，但醫師判斷不需要做的不適宜檢查，也盡量和個案充分解釋不需要做的理由。

家人的衛教

　　除了患者本人的治療之外，患者的家人也是需要幫助的，可以藉由家族治療來對家屬衛教，幫助他們認識慮病症的相關知識，也必須了解患者不是刻意裝病，也能藉此減少對患者的偏見與排斥，進而減少彼此的磨擦和誤解。

病程與結果

　　慮病症的病程大多是陣發性，每一次發作可能維持數個月到數年，發作期間可能沒有嚴重的症狀。另外生活壓力與感情壓力可能會增加發作的危險性。根據研究統計，1/3~1/2 的患者可以顯著改善。其良好的保護因子包括了「對治療有反應」、「症狀當初是快速發生」、「本身沒有人格疾患」、「本身沒有生理疾患」。大部分罹患慮病症的孩童，在青少年晚期或是成人早期都會改善。

　　慮病症常令醫師束手無策的原因是病人會「不相信」醫師的檢查結果或判斷，即使多位權威醫師親口保證，都無法讓他們放心。因此患者主動向精神科醫師求助改善慮病症相關的比例並不高，而心理治療的效果仰賴於病患對於醫師的信任以及認同感。藥物治療大多只能改善相關的焦慮與憂鬱的相關症狀。

　　但若能治療成功，不僅可以減少病患繼續四處亂投醫的次數、減少醫療資源的浪費，更能減少病人本身在過度醫療檢查中所面臨的醫療風險。

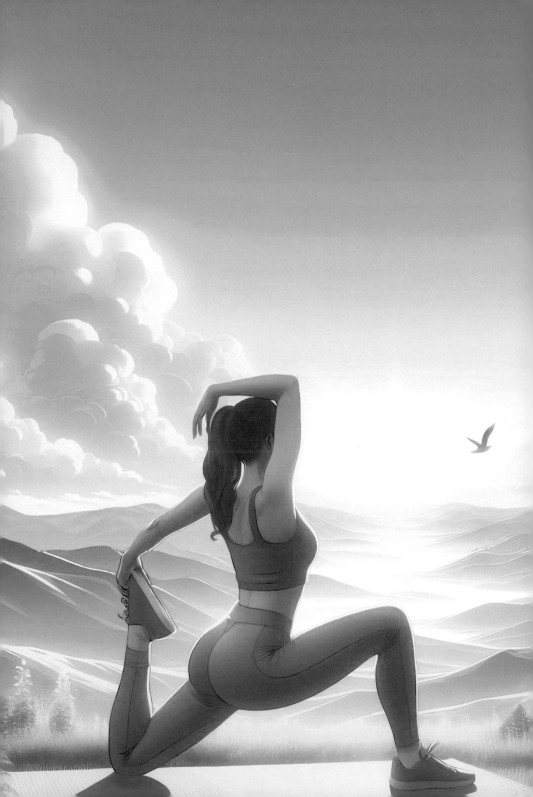

消除焦慮自己來

前言

　　若焦慮的程度沒有很嚴重，在給醫師或心理師診治之前，民眾有一些方法可以先自行嘗試學習並反覆練習，利用這些方法來有效降低或消除焦慮，改善自己的生活品質。

　　以下列舉幾個常見又較為便利的方法給民眾參考，包括：

- 呼吸訓練
- 放鬆訓練
    - » 一般性放鬆
    - » 漸進式肌肉放鬆
    - » 簡短版漸進式肌肉放鬆
    - » 其他 (瑜珈、太極拳、按摩)
- 分散注意力
    - » 運動
    - » 重新聚焦外在事物
    - » 轉向內在心智活動
- 改變焦慮認知三部曲

　　這些方法乍看之下都淺顯易懂，但是知易行難，要經過反覆練習之後才能得心應手、隨時使用。

呼 吸 訓 練

呼吸訓練的好處

　　或許有人認為「呼吸哪個人不會，不會的人早就死了！」但是呼吸其實是有相當的技巧。運動家的呼吸頻率比正常人還慢，一些西藏禪師打坐入定時，呼吸的方式也相當平靜及徐緩。

　　有醫學研究證實，有氧運動比無氧運動改善憂鬱症的效果還好。適當學習呼吸技巧，輕則減低焦慮、改變心境，中則改善生活步調、提高生活品質，上則可修身養性、延年益壽。

　　反過來看，有些呼吸方式是對身心有害的，大家最常見的就是「過度換氣 (Hyperventilation)」。

何謂過度換氣

　　過度換氣 (Hyperventilation) 通常是因為急性焦慮所引起的身心反應。發作的時候個案會不自主加快呼吸、快而淺，可能會出現肌肉僵硬、身體麻木或刺痛、頭暈頭痛、胸悶胸痛、心跳加快、臉色蒼白和手腳冰冷等症狀。通常患者愈不舒服或愈緊張的時候，反而會使症狀惡化，嚴重的個案甚至會誘發恐慌發作或昏倒，也有部分民眾因此被送去醫院急診。

生理反應部分，過度換氣常會吸入過多氧氣，排出過多二氧化碳，導致體內呼吸性鹼中毒。而情緒、壓力、藥物、茶、酒精及咖啡都有可能會引發過度換氣。

過度換氣的治療

過度換氣通常只要情緒逐漸緩和，讓呼吸放慢，通常 5 到 10 分鐘症狀就能緩和，嚴重時才需要送醫治療。如果送到急診室，醫護人員通常會拿一個乾淨的紙袋或塑膠袋，請個案套住口鼻，在袋裡呼吸，不久症狀會逐漸改善。改善的原理是因為在封閉的袋中呼吸，吐出的二氧化碳會在袋中逐漸累積，個案就會吸到自己吐出的二氧化碳，因此體內的代謝會逐漸回到平衡。但用袋子呼吸要小心窒息的危險性。

腹式呼吸

很多人都聽過腹式呼吸，歌手或聲樂的表演者對於腹式呼吸更是要瞭若指掌。甚至連嬰兒剛出生時的啼哭，如果你仔細觀察，腹部也會劇烈起伏。腹式呼吸其實是最健康的呼吸法，只是等到逐漸長大後，一般人的生活習慣只用肺的上半部來呼吸也就夠用了，因此肺活量愈來愈小，也越來越不健康。但實際上，腹式呼吸用得好，能夠改善焦慮程度，甚至預防恐慌發作。

在學腹式呼吸之前，先要學會呼氣與吐氣。古人當初創造「呼吸」一詞，實乃博大精深，「呼」在「吸」前，有其道理。因為在學吸氣以前，要先學如何呼氣，因為這樣才能讓空氣自然流入肺部，所以學習有效將空氣吐光，就是學習的第一個項目。

試試看在你認為吐完氣了之後憋住氣，然後再用口用力吐氣，此時你的腹部一定會凹下，再憋住氣，再吐一次氣，當你覺得腹部已經縮到不行時，這時才快要把氣吐光。由於天生的求生本能，之後的吸氣會自然且大量的流入肺部，吸氣自然完成，但腹式呼吸並不是這麼用力吐光所有的氣，而是一開始藉由這方法，可以讓民眾體會吐光氣和吸飽氣時的感覺。

腹式呼吸的吸氣，要持續吸到不能再吸為止，腹部也會因此膨脹。為了確保吸氣時腹部膨脹，可以將手置於腹部檢測，之後的吐氣要「慢且長」，不中斷，也是吐到不能再吐為止。在下次的吸氣一樣吸到不能再吸為止，如此反覆練習。

剛開始練習的時候，以躺著練習會比較明顯感受到腹部的變化。如果是站著練習的時候，有些人吸氣時容易擴胸或聳肩，藉此讓肺部擴大，這樣腹式呼吸的效果會打折扣，因此應該盡量避免在吸氣的時候聳肩。

一開始的練習步驟如下：

1. 平躺、身體放鬆，呼吸調勻，手部放在腹部上。

2. 吸氣。

3. 慢慢吐氣，直到感覺腹部已經緊縮了為止。

4. 張開口鼻將氣吸入，吸飽氣後腹部會膨脹，此時應感覺到手被腹部推起。

5. 再慢慢吐氣，直到感覺腹部緊縮，如此循環。

等到熟練之後，一開始不一定要先用「反覆吐氣」開始，而是直接吸氣也可以達到腹式吸氣的效果。

至於如何確認自己的腹式呼吸是正確的呢？可以參考看看下列幾點：

1. 吸氣時不聳肩或擴胸。

2. 腹部的擴張應該比胸部早而且幅度更大。

3. 不快速呼吸。

4. 吐氣要緩慢且悠長。

5. 做完後覺得很舒服。

共振呼吸（本部分內容感謝馮天妏心理師專業協助）

共振呼吸 (Resonance Frequency Breathing) 有助於自律神經放鬆與平衡，可以讓內心感到非常平靜，也是自律神經最平衡的狀態。當我們在情緒快爆炸時，常會用深呼吸來舒緩心情，但其實大部分人都用錯方式了，常常是一口氣吸的胸膛鼓

鼓的，再快速大口吐氣，不僅沒讓心情放鬆下來，反而加重了原本即將爆炸的情緒，如果您也有這樣的情形，也許可以考慮學習「共振呼吸」，它對於情緒的穩定有很大的幫助。

每個人所屬的共振呼吸頻率都不同，得由具備此專長的心理師來評估，才有辦法找出最適合自己的共振呼吸頻率，有的人是每分鐘 6 下呼吸，有的人是每分鐘 5.5 下呼吸。看似簡單的共振呼吸其實並不容易，因為一般人的呼吸頻率是每分鐘 12 下以上，若是自律神經失調或者焦慮的人，呼吸頻率又會更高，要一下降低呼吸頻率但又不會造成不舒服的感覺，若沒有心理師的指導，是不可能做到的。在訓練上可分為幾個階段，通常是由淺入深，缺少任一階段的練習，都難以達到共振呼吸：

1. 學習正確、緩慢且規律的橫隔膜呼吸。
2. 訓練心肺同步。
3. 評估共振呼吸的頻率。
4. 練習共振呼吸並覺察身心反應。
5. 內心平靜、自律神經平衡。

共振呼吸需要搭配生理回饋才能得到最大的療效，學術上稱做心跳變異生理回饋。這種訓練會有許多好處，除了可讓內心感到非常平靜及幫助我們維持自律神經的平衡外，後來研究更發現共振呼吸會增加大腦前額葉及杏仁核的血流，有助於改善大腦的執行功能，對於記憶力、注意力、情緒覺察均有很大

的幫助。建議尋求有受過專業訓練的心理師協助，以免因錯誤的呼吸方式反而造成身心更大的不適。

[案例]

下圖是一位焦慮個案在接受共振呼吸前的呼吸型態 (紅線代表呼吸，綠線代表心率)，每分鐘約 5.66 下 ~19.39 下的呼吸，非常不規律的短淺呼吸，心肺不同步，甚至有習慣性憋氣的狀況。個案主觀陳述：常感覺到煩躁不安、身體有許多不知名的疼痛及緊繃、腦袋一片混亂和長期失眠。

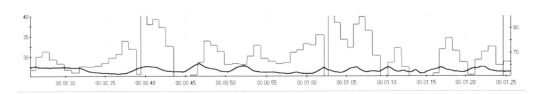

下圖是在接受共振呼吸訓練後的呼吸型態：

呼吸改變為每分鐘 5.5 下的共振呼吸，具深度、有規律、心肺同步。個案主觀陳述：內心寧靜平和、全身放鬆、思考清楚、睡眠也改善可以熟睡。

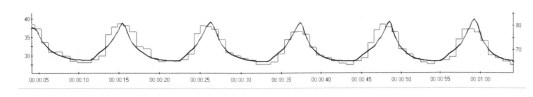

139

放 鬆 訓 練

　　我們在焦慮緊張時，容易出現肌肉緊繃、頭痛、肩頸酸痛、胸口悶和腰酸背痛等症狀。當這些不適症狀出現時，可能會導致我們更為緊張，因此形成一種惡性循環。如果我們學習放鬆訓練並善加使用，可以打斷焦慮緊繃的惡性循環。

　　放鬆訓練又可以分成：

- 一般性放鬆
- 漸進式肌肉放鬆
- 簡短版漸進式肌肉放鬆

一般性放鬆

　　每天最好利用一兩個固定時段練習。選擇一個安靜沒有干擾的地方，穿著盡量寬鬆舒適。心境維持平和，順其自然。一開始最好躺在床上，用鼻子呼吸配合腹式呼吸訓練，感覺全身肌肉呈現放鬆漂浮的狀態，可以搭配想像自己在藍天白雲中漂浮等思考意境。

漸進式肌肉放鬆

漸進式肌肉放鬆 (Progressive muscle relaxation)，在 1930 年代，由 Jacobson 醫師所發明。主要方式為依序聚焦在身體的特定肌肉群，利用緊繃 – 放鬆的方式，以達到深度放鬆的狀態。此法還能讓人體會到自己肌肉由緊繃到放鬆時的差異與過程。

練習的訣竅在於先繃緊肌肉，但是不要過度用力造成肌肉拉傷，集中注意力在肌肉緊繃的感覺，維持約五秒後，然後緩慢鬆開肌肉，直到完全放鬆為止，體會由緊繃轉為放鬆的感覺與過程。在進行漸進式肌肉放鬆的同時，呼吸盡量規律且緩慢，可以讓放鬆效果更好。

漸進式肌肉放鬆的步驟以及細節有許多不同的方式，以下舉其中一種方式供大家參考：

1. 腳趾下弓：用力把腳趾往腳底板弓起，維持約五秒 (可以在心中默數) 後慢慢放鬆，如此反覆六次。

2. 腳趾上弓：用力把腳趾往上弓，你會感受到自己小腿的肌肉被拉直，維持緊繃狀態約五秒後逐漸放鬆，如此反覆六次。

3. 背部：躺著的時候，利用頭部和肢體用力撐起身體，讓

身體離開床平面，形成一個拱型，維持緊繃狀態約五秒後逐漸放鬆，如此反覆六次。注意肩頸及背部疼痛者避免這麼做，放鬆時也注意回到平面的過程不宜過激，導致撞擊。

4. 肩部：用力聳起肩膀，維持緊繃狀態約五秒後逐漸放鬆，如此反覆六次。

5. 頸部：將頭部用力往後仰，用全力聳起肩膀，維持緊繃狀態約五秒後逐漸放鬆，如此反覆六次。注意練習的時候不要跌倒，頸部有受傷的人也不宜使用。

6. 手部：用力水平展開、拉直雙臂和雙手，維持緊繃狀態約五秒後，自然放下手臂放鬆，如此反覆六次。

7. 拳頭：用力握緊拳頭，用全力聳起肩膀，維持緊繃狀態約七秒後逐漸放鬆，如此反覆六次。

8. 眉毛：用力挑高眉毛，維持緊繃狀態約五秒後逐漸放鬆，如此反覆六次。

9. 眼部：用力閉起眼睛，維持緊繃狀態約五秒後逐漸放鬆，如此反覆六次。

10. 下巴：用力張開嘴巴，維持緊繃狀態約五秒後逐漸放鬆(跟打哈欠有些類似)，如此反覆六次。下巴容易脫臼者不宜使用。

在練習的過程中，不一定要全部肌肉群都照順序放鬆，如果有哪部分的肌肉不容易放鬆，可以就該特定肌肉反覆練習。在做的過程中可以聯想讓人寧靜或是愉悅的事情，做完之後建議做幾個深呼吸、伸伸懶腰之後再離開，不建議倉促離開。一般建議一天至少做兩次，在戶外空氣清新之處做也有相當效果。

簡短版漸進式肌肉放鬆

簡短版漸進式肌肉放鬆 (Abbreviated progressive muscle relaxation)，是 1970 年代，由 Benson 醫師所率先應用，其特點是跳過原來漸進式肌肉放鬆中緊繃的部分，直接進入有系統地放鬆各肌肉群的部分。也有部分研究發現，簡短版漸進式肌肉放鬆可以降低人體唾液中的可體松 (Cortisol，俗稱壓力賀爾蒙)、減緩心跳、降低焦慮和增強人體免疫系統。

簡短版漸進式肌肉放鬆不一定要躺下來、也不一定要在特定地方才能進行，幾乎隨時都可以做，也因此受到不少人青睞。

要進行簡短版漸進式肌肉放鬆，通常要有一個能快速讓心靈寧靜的方法，有點類似自我催眠或是神經語言學 (Neuro-linguistic programming，簡稱 NLP) 中的心錨。利用一個簡單

的聲音(如聽到「寧靜」兩字)、影像(如見到廣闊的大海)、或
事物(如一個小飾品),讓自己能夠快速地進入一個心靈平靜的
境界。等到進入這個境界後,就可以直接進入閉眼冥想、呼吸
放鬆,以及全身放鬆的狀態。一般時間長度約 5 分鐘到 30 分鐘
不等,相當便利。但是簡短版漸進式肌肉放鬆是不是一定比漸
進式肌肉放鬆好,這點就見仁見智了。

分散注意力

　　焦慮疾患的個案，常會陷入緊張 - 害怕 - 擔心的惡性循環中，除了前面章節所提到過的呼吸、肌肉放鬆以外，分散注意力是另外一個可行的不錯方法，但也要注意，分散注意力是讓我們有時間喘息、重新汲取內在的心智力量來改善生活品質，若只是利用分散注意力的方式來單純逃避問題，那反而不恰當。分散注意力通常有幾種方式：

1.　運動。
2.　重新聚焦外在事物。
3.　轉向內在心智活動。

運動

　　運動自古以來就是促進身心健康的一個好方法，運動包含的範圍相當廣，舉凡激烈的打球、跑步、登山，到輕鬆的散步與體操都可以算是運動。運動不僅可以強健體魄、增加肺活量，還能刺激體內腦內啡 (Endorphin) 的生成，腦內啡是人體天然的荷爾蒙，可以讓人感到欣快愉悅，改善焦慮與憂鬱。

　　以改善焦慮和憂鬱來講，一般認為有下列幾點特色的運動

效果更好：

- 有氧運動 (Aerobic exercise) 會比無氧運動 (Anaerobic exercise) 還好：有氧運動是改善心肺耐力的運動方式，利用長時間、強度適中、有節奏、消耗大量氧氣、提高呼吸與心跳數的運動方式。而無氧運動因運動方式強力且短暫，大部分能量來源為無氧代謝，容易產生氧債，堆積乳酸。常見的有氧運動包括了健行、跑步、游泳、騎自行車和舞蹈。

- 每週規律運動會比不規律運動好，比方說每週固定運動三到五次。

- 每次運動至少 20 分鐘以上。

- 每次運動過程中，建議可以達到自己的最大心跳[註]的 75%，至少持續十分鐘。比方說最大心跳如果是 200，希望運動過程中心跳可以達到每分鐘 150 次。

【註】：每分鐘最大心跳 (Maximum heart rate) 的算法就是 220 - 年齡，比方說一位 20 歲的男性，最大心跳可以估算為 220-20=200，所以如果年齡越大，最大心跳的估算值就會比較低。

重新聚焦外在事物

在面對會引起焦慮的事物或情境時，若無法馬上利用呼吸或肌肉放鬆的方式來緩解焦慮，但又無法移除那些討厭的事物時，將自己的注意力短暫的轉移到自己感興趣的周遭事物上，是個暫時讓焦慮不要節節升高的方法。

比方說有懼高症的人，到了高處可以把注意力放在其他不會讓自己注意到身在高處的事物上。如果是跟容易引起焦慮的人用餐時，可以把注意力放在他的穿著、隔壁桌的談話、室內的裝潢擺設、店內的音樂或服務生的動向等。

轉向內在心智活動

比起重新聚焦在外在事物，轉向內在心智活動是個更高明的方式，甚至我們常說的「上課做白日夢」，就是因上課無聊，進而自動轉向內在心智活動的一個類似範例。

通常當自己身陷壓力的情境時，利用一個語句、意念或儀式，讓自己的心智能量活絡、意念飛馳，讓自己身在另外一個時空場景，那焦慮來源自然無法構成太大威脅。

有的人會朗誦詩句、有的人會看一張照片、有的人回想一

147

段美好的回憶或風景，每個人擅長的心智活動都不一樣，但也要在此提醒，好的轉向內在心智活動應該是要給予自己正面的心智力量，改善自己的感受和生活品質，若是只拿來上課做白日夢，讓自己注意力在該集中的時候渙散，就有點可惜。

改變焦慮認知三部曲

前面已經教導了大家如何藉由呼吸、肌肉放鬆來降低焦慮，也教導了如何利用運動、心智活動等方式來分散注意力。在這裡則要跟大家提到比較難的改變焦慮認知。有些我們習慣的思考模式或是認知想法，不僅沒有協助我們解決問題，反而會扯我們的後腿、幫倒忙。改變焦慮認知就是希望更正部分自己的不良認知方式。

前面章節所提到消除焦慮的方式，像是「救援自己」，改變焦慮認知的方式，則有點像是「挑戰自己」，所以就更不容易。

比方說當戀人遲到時，有廣泛性焦慮症的人就容易一直擔心戀人是不是在路上出車禍？是不是變心？是不是自己記錯時間地點？改變焦慮認知就是要讓自己質問自己，「這些想法合理嗎？可能性大嗎？」進而打破過去的思考模式，從中建立一個新的認知方式。一般來說，改變焦慮認知可以簡單看成「三部曲」。

第一步：檢視焦慮認知

要改變焦慮認知不容易，第一步我們必須先找出什麼是自己的焦慮認知？通常在我們焦慮感快速上升時，是最好的檢視時刻，那時候問自己，是什麼讓自己這麼不安和害怕，以前面戀人約會遲到這例子來說，在等待的過程中，焦慮度不斷提高，這時候可以問自己是「擔心戀人出車禍嗎？」或是「擔心被甩嗎？」確認了自己的焦慮認知之後，再來處理。

有時候在焦慮當下，沒有心力來檢視自我思緒，這時候「寫日記」就可以幫上不少忙。每天忙碌了一整天之後，在晚上靜下心，花點時間省思自己今天的心路歷程，以及在焦慮當下的心思，把它紀錄下來，這不僅有發洩的效果，也能讓自己多了解自己一點，更能針對這些問題來做改善。

第二步：挑戰焦慮認知

在知道自己的焦慮認知之後，我們要質疑並挑戰自己的認知，看它們是不是屬於一種偏差或錯誤的認知。常見的偏差認知有下列幾種：

1. 災難式思考：發生小小的錯誤或意外，就認為自己的人

生將要因此毀於一旦。

2. 非黑即白式思考：認為事情都只分成好壞、有無、勝敗與黑白，忽略了事實上大部分事物都是有層次性以及灰色地帶，無法以二分法一剖成半。

3. 誇大式思考：常以誇大的方式描述自己的負面行為或缺點。

4. 以偏概全式思考：只見到少部分的負面消息，並未想到各方面的可能，便斷定整件事情的結局是不好的。

5. 負面式思考：常以負面的角度看所有事物，忽略了同樣事情可能帶來的正面效益，或是過去自己曾經經歷的美好經驗。

6. 掃描式思考：到處搜索會對自己不利的事物，讓自己更焦慮和恐慌。

　　若發現自己的確有這些不合理的思考模式，那自己就要在心中確認它們是不合理、不必要、過度杞人憂天的。但是有時候自己因為「當局者迷」，陷於焦慮的圈圈之中無法冷靜看待這些錯誤認知時，可以請一些值得信賴的朋友或家人幫忙，讓他們以「旁觀者清」的角度來點醒我們。

第三步：建立新的認知

　　不良習慣之所以養成，有其原因和時空背景，要改變一個人的不良習慣相當不易，所以才會有「戒菸有什麼困難！我已經戒了幾十年了！」的笑話出現。不良的思考模式亦是如此，這要改變成功，難度不下戒菸與戒酒。

　　所以在希望改變舊的偏差思考的同時，我們也可以將重點放在如何建立一個新的認知方式，如果新的思考習慣路徑建立了，舊的自然會逐漸消失。我們可以藉由幾種方式來詢問自己，讓我們更有機會改善認知模式。若是需要更專業的協助，可以尋求有提供專業心理諮商的身心科醫師或心理師協助。

- **[有理由焦慮嗎 ?]**

　　如前述，一個習慣必有其前因後果，若能了解自己思考模式的原因，能對自己更為了解，也能少了不必要的自責與愧疚，並且增強要改變焦慮性思考的動機。

- **[有理由不焦慮嗎 ?]**

　　檢視焦慮認知所帶來的不良影響，並且想像如果焦慮認知改善了，自己的生活品質能有怎麼樣的改善和進步。

- **[可能的最壞狀況是什麼 ?]**

「未知」是人們最恐懼的事物之一，有時候刻意避談特定事物，只是讓我們對它更為忌憚和害怕，最常見的例子，就是癌末病人的死亡議題。醫學臨床上可以見到，當病患發現醫師及家屬能夠誠懇且公開地談到死亡議題時，病患自己的壓力會輕鬆許多，也會減輕對於死亡的害怕，做出適當的宣洩及安排。

在焦慮疾患的個案身上，也有類似的情況。當強迫症個案極度焦慮一定要去洗手時，個案擔心的是不洗手會被感染或汙染，那這時候可以問自己最壞的狀況是什麼？如果最壞也不過是拉肚子而已，那焦慮通常就會改善。

- **[如果出現各種狀況，我要如何因應 ?]**

試想可能會出現的狀況，並且事先想好如何因應處理。如果發現各種可能出現的狀況都有方法來應付或解決，那自然不會擔憂。

有多少機率會出現自己完全沒有辦法應付的問題？是否有適當的方法可以預防？如果該做的都做了還是發生，不妨當作自己「中樂透」，換個心態來面對它，焦慮會降低許多。

- **[多用直述句，少用疑問句]**

　　如前述，人們對於無法掌握的「未知」會感到焦慮和害怕，因此對於焦慮情境或是擔心的事物，不妨多使用直述句，少使用疑問句。

　　比方說前面戀人遲到的例子來看，與其想「他是不是在路上出意外才會遲到？」不如改成直述句「我擔心他遲到是因為路上出事。」這樣焦慮感相對來說較低，且也較有明確的想法，少了些未知的恐懼。

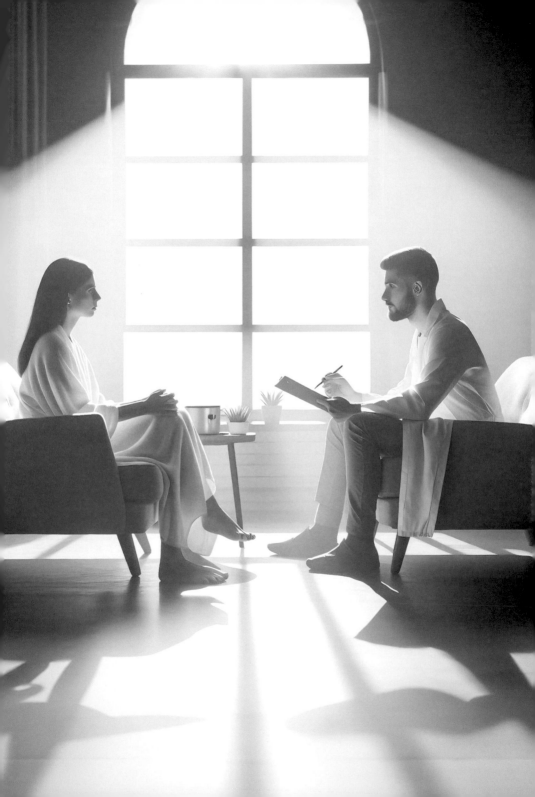

好書推薦

《失智不失志：專科醫師教你預防和改善失智症》

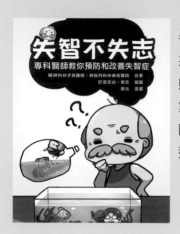

隨著醫學進步、人類壽命延長，世界各國紛紛邁入高齡化社會。失智症患者也越來越多，失智症不僅讓患者認知能力和自我照顧能力嚴重退化，一人罹病也會影響整個家庭和社會。目前失智症仍無法根治，因此防治重點應在於在年輕時候就學會保養之道，以及早期預防與治療。

手機掃描 QR 碼購買

定價：350 元

《不要按紅色按鈕！醫師教你透視人性盲點》

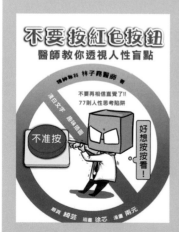

「為什麼有時候叫你不要做的事情反而越想做？」「為什麼有時候我們苦思問題時，暫時休息一下反而會有靈感？」

林醫師以醫學角度講解討論 77 個有趣的心理學現象，閱讀本書將會讓您對人性有更多瞭解。

手機掃描 QR 碼購買

定價：350 元

好書推薦

《醫院也瘋狂》1-13 集

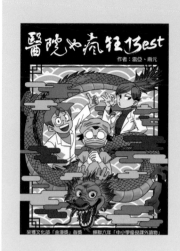

《醫院也瘋狂》系列漫畫是由林子堯醫師和漫畫家兩元老師兩人共同創作，曾榮獲台灣漫畫最高榮譽「金漫獎」首獎和連續六年榮獲「中小學優良課外讀物」，獲得許多新聞媒體報導。漫畫藉由爆笑有趣的四格故事，描繪基層醫療人員生活的酸甜苦辣，衛教許多正確的醫學知識。

手機掃描 QR 碼購買

定價：150~200 元

《安眠藥要不要？醫師講解睡眠及安眠鎮定藥物》

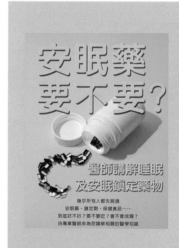

　　林子堯醫師為大家解說失眠和安眠藥的醫學知識，教大家如何適當使用藥物，書中淺白文字搭配趣味插圖，方便大家學習。

　　書中介紹了許多安眠藥、鎮定劑及其他無成癮性睡眠藥物 (如達衛眠和褪黑激素)。

手機掃描 QR 碼購買

定價：350 元

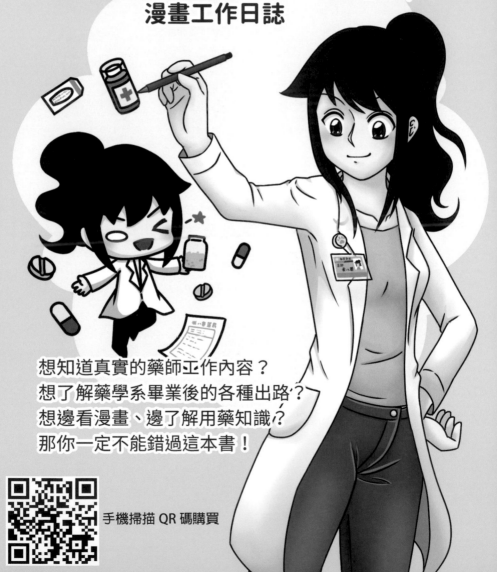

藥師忙蝦米？

白袍藥師米八芭的漫畫工作日誌

米八芭 圖/文

想知道真實的藥師工作內容？
想了解藥學系畢業後的各種出路？
想邊看漫畫、邊了解用藥知識？
那你一定不能錯過這本書！

手機掃描 QR 碼購買

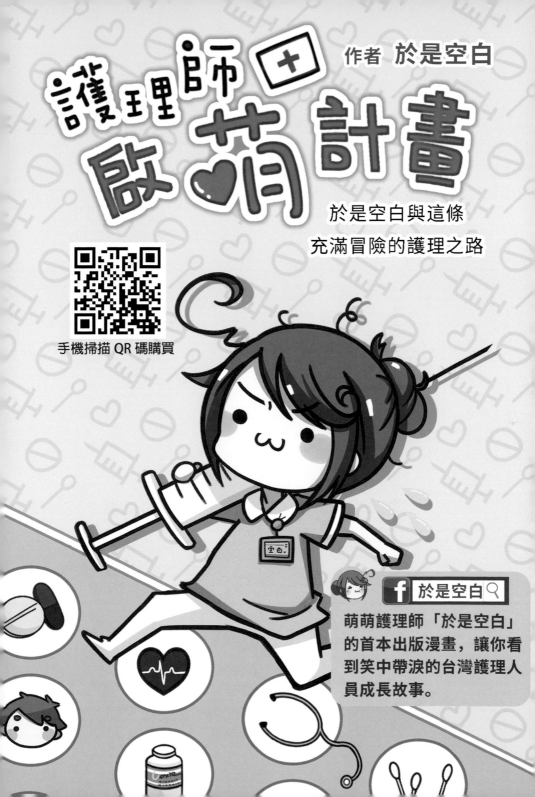

版權頁

不焦不慮好自在
和醫師一起改善焦慮症

出版：黃淑容

作者：林子堯

協助：馮天妏、王志嘉、曾驛翔、亮亮、神獸

校對：林組明、洪大

經銷：白象文化事業有限公司

　　　電話：04-22208589 (經銷部)

　　　地址：(401) 台中市東區和平街 228 巷 44 號

初版：2013 年 03 月

定價：新台幣 280 元

ISBN：9789865979935

國家圖書館出版品預行編目 (CIP)

不焦不慮好自在：和醫師一起改善焦慮症 / 林子堯
編著 . -- 初版 . -- 臺中市：白象文化 , 民 102.3
ISBN 978-986-5979-93-5(平裝)
1. 焦慮症
415.992　101019214